Antonio Alfonso García
Dolores Corella Piquer

Nutrigenómica y salud cardiovascular

Antonio Alfonso García
Dolores Corella Piquer

Nutrigenómica y salud cardiovascular

Bienvenido a la nutrición del futuro

Editorial Académica Española

Impressum / Aviso legal
Bibliografische Information der Deutschen Nationalbibliothek: Die Deutsche Nationalbibliothek verzeichnet diese Publikation in der Deutschen Nationalbibliografie; detaillierte bibliografische Daten sind im Internet über http://dnb.d-nb.de abrufbar.
Alle in diesem Buch genannten Marken und Produktnamen unterliegen warenzeichen-, marken- oder patentrechtlichem Schutz bzw. sind Warenzeichen oder eingetragene Warenzeichen der jeweiligen Inhaber. Die Wiedergabe von Marken, Produktnamen, Gebrauchsnamen, Handelsnamen, Warenbezeichnungen u.s.w. in diesem Werk berechtigt auch ohne besondere Kennzeichnung nicht zu der Annahme, dass solche Namen im Sinne der Warenzeichen- und Markenschutzgesetzgebung als frei zu betrachten wären und daher von jedermann benutzt werden dürften.

Información bibliográfica de la Deutsche Nationalbibliothek: La Deutsche Nationalbibliothek clasifica esta publicación en la Deutsche Nationalbibliografie; los datos bibliográficos detallados están disponibles en internet en http://dnb.d-nb.de.
Todos los nombres de marcas y nombres de productos mencionados en este libro están sujetos a la protección de marca comercial, marca registrada o patentes y son marcas comerciales o marcas comerciales registradas de sus respectivos propietarios. La reproducción en esta obra de nombres de marcas, nombres de productos, nombres comunes, nombres comerciales, descripciones de productos, etc., incluso sin una indicación particular, de ninguna manera debe interpretarse como que estos nombres pueden ser considerados sin limitaciones en materia de marcas y legislación de protección de marcas y, por lo tanto, ser utilizados por cualquier persona.

Coverbild / Imagen de portada: www.ingimage.com

Verlag / Editorial:
Editorial Académica Española
ist ein Imprint der / es una marca de
OmniScriptum GmbH & Co. KG
Heinrich-Böcking-Str. 6-8, 66121 Saarbrücken, Deutschland / Alemania
Email / Correo Electrónico: info@eae-publishing.com

Herstellung: siehe letzte Seite /
Publicado en: consulte la última página
ISBN: 978-3-8484-7549-0

NUTRIGENÓMICA Y SALUD CARDIOVASCULAR

Antonio Alfonso-García, Dolores Corella Piquer

1

INDICE

INDICE DE TABLAS Y FIGURAS

TABLAS

FIGURAS

Lista de las abreviaturas más comúnmente utilizadas en el texto:

ABC: Transportadores de colesterol tipo ``cassette'' de unión a ATP

ACC: Acetil-CoA carboxilasa

AGCC: Ácidos grasos de cadena corta

CETP: Proteína de transferencia de ésteres de colesterol

COX-2: Ciclooxigenasa 2

EM: Enzima málica

FABP: Proteína de unión a ácidos grasos

FAS: Ácido graso sintasa

FATP: Proteína transportadora de ácidos grasos

GWAs: Genome-wide association study (estudios genéticos de asociación múltiple)

HMG-CoA reductasa: 3-hidroxi-3-metilglutaril coenzima A Reductasa

HNF: Factor nuclear de hepatocitos

IL: Interleucina

IκB: Inhibidor de NF-κB

LDL: Lipoproteína de baja densidad

LPL: Lipoproteina lipasa

LXR: Receptor hepático X

MUFA: Ácido graso monoinsatudado

NADPH: Nicotinamida adeninucleotido-fosfato reducido

NF-κB: Factor nuclear κ de leucocitos

PPAR: Receptor activado por proliferadores de los peroxisomas

PUFA: Ácidos grasos poliinsaturados,

RXR: Receptores de ácido retinoico

TNF-α: Factor de necrosis tumoral α

UCP: Proteina desacoplante de fosforilación oxidativa

Presentación de la obra

La Nutrigenómica es una ciencia reciente que estudia la influencia de nuestra alimentación sobre nuestros genes. Esta obra se centra en el poder modulador de los factores ambientales, particularmente la dieta, sobre una enfermedad crónica muy prevalente como es el infarto de miocardio. Basándonos en la misma como modelo, expondremos el peso de los factores genéticos, epigenéticos y metagenómicos, así como la interacción de los mismos con factores ambientales como la alimentación y el estilo de vida.

Los objetivos de esta obra son realizar una revisión bibliográfica de la investigación más relevante publicada en Nutrigenómica para entender los estados de salud y enfermedad de los individuos y plantear el diseño de un trabajo de investigación de casos y controles donde los polimorfismos genéticos tengan relevancia como factores de riesgo en el desarrollo del infarto de miocardio.

Esperamos que esta obra sirva tanto al lector intelectualmente inquieto que se acerca con curiosidad a conocer los secretos de la Nutrigenómica como a aquellos estudiantes universitarios de grado y postgrado que quieran ir más allá de la materia habitualmente explicada y pretendan realizar un trabajo experimental para finalizar sus estudios.

Los autores

ANTECEDENTES. NUTRIGENOMICA Y CARDIOPATÍAS

1- NUTRIGENOMICA

La Nutrigenómica nos permite conocer las interacciones de elementos nutritivos y no nutritivos sobre la expresión o represión de nuestros genes y la señalización celular que generan, lo que ha permitido acercarnos un poco más al concepto de nutrición personalizada, a pesar de ser esto una posibilidad todavía futura para ser aplicado de manera masiva a toda la población y a cada uno de los individuos **(figura 1)**. Los elementos que pueden intervenir a la hora de modular la expresión de los genes son numerosos: Macronutrientes (ácidos grasos, aminoácidos y glucosa), micronutrientes (minerales y vitaminas), aditivos, contaminantes ambientales, probióticos y prebióticos (al influir tanto en la microbiota de manera cualitativa y cuantitativa, además de modificar el metabolismo de macro y micronutrientes). No obstante, el resultado de la interacción entre estos compuestos y el genoma puede ser perjudicial o beneficioso.

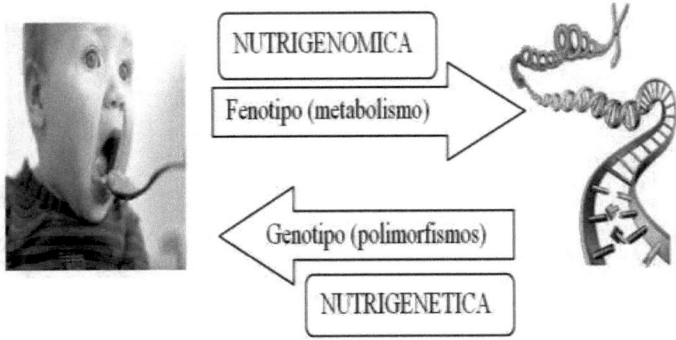

Figura 1: Nutrigenómica y Nutrigenética.

La secuencia génica, las metilaciones y el número de copias de algunos genes determinan la actividad de transportadores y enzimas, lo que influye sobre el metabolismo, el fenotipo y las necesidades especificas de cada individuo, incluso pueden condicionar una característica permanente tras una influencia en cierta etapa de la vida y trascender a sus descendientes.

1.1- Aplicaciones y objetivos de la Nutrigenómica

La Nutrigenómica puede detener, prevenir o revertir una enfermedad en base al genotipo de un individuo de manera indirecta o directa. La idea de esta ciencia es aportar a cada individuo una nutrición personalizada. La Nutrigenómica pretende evaluar los efectos moleculares de un solo nutriente en un individuo y no solo como la corrección de una carencia previene la aparición de una patología. Como ya fue comentado anteriormente, ciertos polimorfismos genéticos alteran el metabolismo de algunos compuestos presentes en la alimentación. Por tanto, cada variante genética puede reaccionar de manera diferente a los mismos compuestos alimentarios y de esta manera influir en sus requerimientos, aparición y desarrollo de ciertas patologías **(figura 2).**

La Nutrigenómica se basa en la transcriptómica, metabólica y proteómica para evaluar la acción de los componentes alimentarios en la expresión génica, metabolismo y fenotipo de cada individuo.

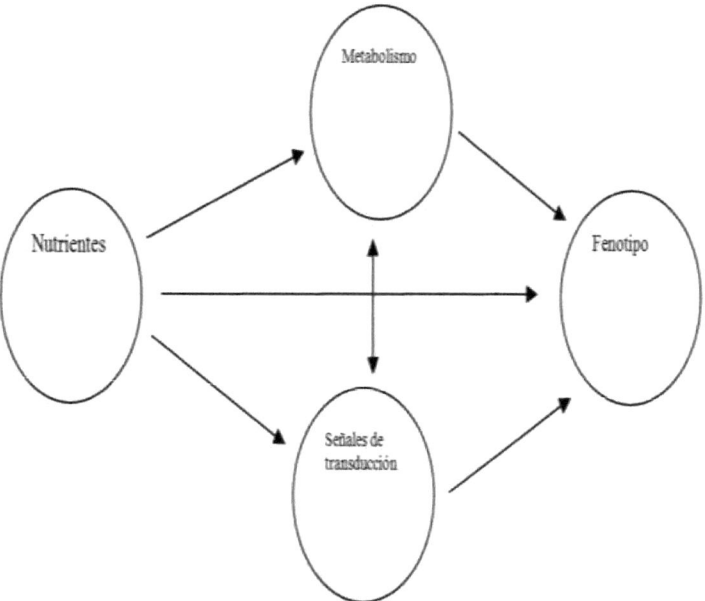

Figura 2: Relación entre la dieta y el fenotipo.

No obstante, la alimentación y otros factores ambientales pueden variar la pauta de lectura de nuestro código genético (mediante diversas maneras que luego veremos), lo que se encarga de estudiar la Epigenética. Estas marcas se producen en el genoma y pasan de una generación celular a otra, sin implicar cambios en la secuencia del ADN. La metilación de citosinas en dinucleótidos CpG (dinucleótidos citosina-fosfato-guanina) y modificaciones postranscripcionales de las histonas (acetilaciones, fosforilaciones, metilaciones) son las marcas epigenéticas más comunes. Estos cambios del ADN e histonas constituye el epigenoma. A día de hoy se supone que estas modificaciones se derivan de exposiciones ambientales (dieta, contaminantes, aditivos o patologías) tanto del individuo como de las generaciones antecesoras. Diferencias en el marcaje epigenético pueden determinar un mayor a o menor riesgo a padecer ciertas patologías, así como la respuesta de cada individuo a pautas dietéticas para corregir problemas como la obesidad o la hipertensión.

1.2- Nutrigenómica y ciencias afines

Las diferentes ciencias -ómicas (transcriptómica, genómica, epigenómica, metabolómica y proteómica) nos explican las diferencias interindividuales y la distinta susceptibilidad a diferentes enfermedades entre individuos.

- La transcriptómica estudia la expresión cuantitativa de distintos genes mediante la determinación cuantitativa de los ARNm en un tejido celular u órgano bajo determinadas circunstancias.
- La genómica se encarga de la secuencia de genes y su heterogeneidad, tanto dentro de las regiones codificantes (exones) como en la secuencia no codificante (intrones y genes promotores).
- La epigenómica se encargaría de estudiar las modificaciones de carácter covalente en histonas y ADN, y como esto influye de cara a la expresión de estos genes.
- La metabolómica permite estudia los metabolitos presentes en un tejido u órgano.
- La proteómica permite identificar y cuantificar las distintas proteínas sintetizadas por el ARNm.

La información integrada de estas ciencias nos permite realizar una ``foto´´ del un metabolismo individual y sus productos en un momento dado de la vida de un individuo.

2- NUTRIGENÓMICA, UNA APROXIMACIÓN MOLECULAR A LOS PROBLEMAS DE SALUD CRÓNICOS CONTEMPORÁNEOS

Un rápido vistazo a los avances científicos y tecnológicos llevados a cabo en los últimos 10 años es suficiente para determinar que ya ´´nada será como antes´´ para la Nutrición. Los avances en Biología molecular y las interacciones en ciencias con un campo propio como la Genética, la Epidemiología y la Nutrición han dado lugar a nuevas disciplinas que abordan desde un punto de vista completamente novedoso las enfermedades crónicas no infectocontagiosas de nuestro tiempo y que son causa principal de la morbilidad y mortalidad que afecta a nuestra sociedad (cáncer, hipertensión, diabetes, aterosclerosis y accidentes cerebrovasculares). Si bien es innegable a día de hoy el carácter genético de estas enfermedades complejas, no lo es menos la importancia de los factores ambientales, en especial nuestras acciones en el estilo de vida y alimentación que seguimos. Según la OMS, de las 10 causas de muerte en el mundo, siete de ellas están relacionadas de manera directa con nuestros hábitos en la alimentación, actividad física y tabaco, factores todos ellos modificables y sujetos a la voluntad del individuo. Pero los aspectos genéticos y ambientales no se limitan a coexistir en compartimentos estancos, sino que interaccionan entre ellos y producen fenotipos distintos en diferentes personas. Es decir, todos conocemos a algún individuo que transgrede las más básicas normas de una alimentación adecuada y saludable por su consumo de grasas saturadas, fumador, sedentario o incluso todo simultáneamente y su salud parece no verse resentida, mientras que otros sufren una elevación de sus niveles de colesterol plasmático solo con pararse a mirar las tartas delante de una pastelería. De esta interacción entre los factores genéticos y ambientales, de los cuales la dieta es el factor de exposición de mayor peso, nacen disciplinas híbridas como la Nutrigenética y la Nutrigenómica, que tratan de explicar la etiología genética, establecer un tratamiento adecuado al perfil genético de los individuos y dictaminar un pronóstico fiable para la enfermedad. Incluso la utilidad de estas disciplinas puede ir más allá y promover una prevención en aquellos individuos especialmente susceptibles por su condición genética, como se muestra en la figura 3.

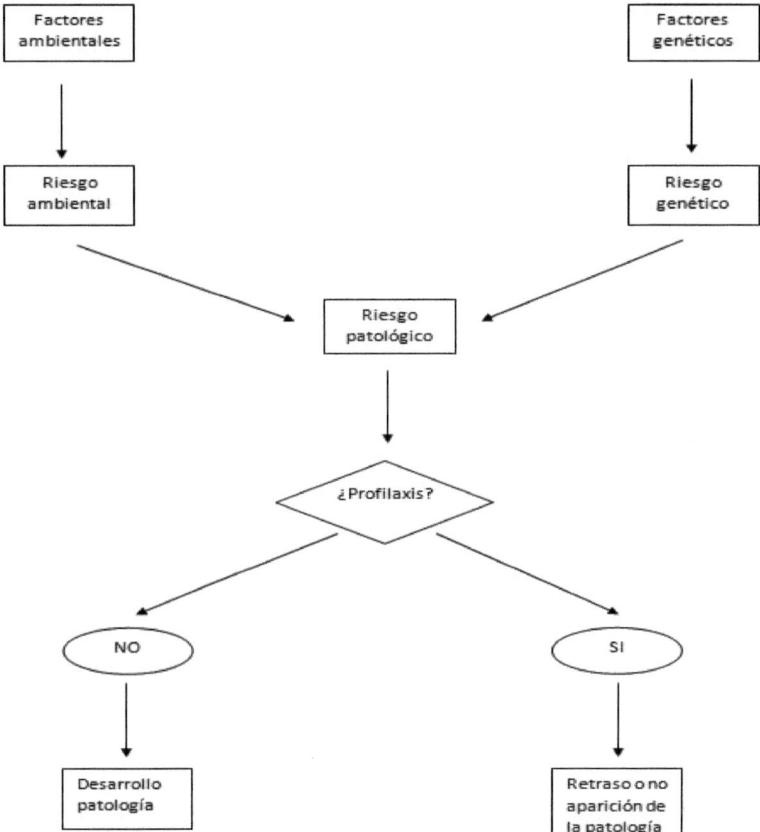

Figura 3. Esquema etiología patología multifactorial.

- Factores ambientales: Físicos, químicos, microbiológicos y otros
- Factores genéticos: Polimorfismos y mutaciones espontáneas
- Profilaxis: Cambios en el estilo de vida, screening, medidas terapéuticas...

3- GENOMA, EPIGENOMA Y METAGENOMA. UNA COMPLEJA INTERACCION

´´Et quasi cursores vitae lampada trahunt´´, Lucrecio 2,79 (Y, como corredores, se pasan la antorcha de la vida.)

3.1- Genética humana y patología molecular.

Hoy en día, la Medicina ha conseguido establecer el origen de muchas enfermedades y determinar como muchas de ellas se manifiestan prematuramente mediante marcadores bioquímicos que, con posterioridad, dan lugar a la patología. En el origen de la enfermedad, podemos distinguir entre causas biológicas, físicas y químicas, si bien muchas de las enfermedades presentan un patrón etiológico combinado, como ocurre con las enfermedades crónicas no transmisibles que más afectan al mundo occidental como las cardiovasculares (aterosclerosis, HTA, dislipemias, diabetes, obesidad), neurodegenerativas (Parkinson, Alzheimer) o cáncer, entre otras. La importancia de cada uno de los factores (ambientales o no) es variable según la patología desarrollada, pero en todas ellas es innegable el peso que juega la Genética en su desarrollo.

En general, cuando hablamos de enfermedades por alteración de un solo gen, las llamadas monogénicas, el genoma del individuo es casi en exclusiva la responsable del cuadro, pero cuando los genes asociados a la patología son numerosos, la línea que separa las causas genéticas de las ambientales ya se vuelve más difusa. Hoy en día ya existen tratamientos para enfermedades monogénicas como la fenilcetonuria o la hipercolesterolemia familiar, donde la medicina genómica puede desplegar más eficazmente sus armas, pues existe una malfunción enzimática o de producto muy concreta que puede ser corregida con la aportación externa del elemento deficitario.

Tras la secuenciación del código genético humano en 2003 se ha tratado de buscar aplicaciones a los descubrimientos realizados en la llamada era postgenómica. Una de las líneas de investigación más interesantes que se han desarrollado ha sido el Proyecto Varioma Humano, donde se estudian todos lo polimorfismos de un nucleótido y variantes estructurales del genoma (translocaciones, número de copias de un gen...). Todo esto llevará a un cambio radical en la concepción de la práctica médica en el siglo XXI. Si bien el cribaje neonatal ya se realiza de manera habitual para enfermedades causadas por alteración de un solo gen, es ahora cuando se ha iniciado el análisis de patologías cuya causa, entre otras, son muchos genes. Este genotipado individual permitirá, no solo establecer la predisposición a padecer diversas enfermedades, sino también qué fármacos debemos administrar a ese individuo en concreto para restablecer su estado de salud perdido y cuál es la dieta o estilo de vida que debería seguir para minimizar o evitar el riesgo de aparición de una enfermedad crónica como la aterosclerosis o el Parkinson, tal y como se hace hoy en día para enfermedades de base genética más simple como la fenilcetonuria. **(tabla 1)**

Como fue dicho antes, el peso de la genética es variable según la patología que se desarrolle. Así, distinguimos entre patologías monogénicas, poligénicas, estructurales y numéricas

La patología por causa numérica supone una alteración en el número de cromosomas, tanto por exceso como por defecto. Estas pueden clasificarse en euploidias, aneuploidias y mixoploidías.

Las euploidias se definen como la presencia adicional de uno o más juegos de 23 cromosomas, siendo la causa más común la polispermia del ovocito. Si se aprecia solo un juego extra de 23 cromosomas se trata de una triploidía, si se observan 2 se trata de una tetraploidía y si hay 3 o más hablamos de una poliploidía. En el 99% de los casos estos defectos genéticos son letales y son fetos que no llegan a término, explicando por ellos mismos hasta el 23% de los abortos espontáneos.

Las aneuploidias suponen que la célula somática contiene uno o varios cromosomas por exceso o por defecto, es decir, siendo 2n la dotación genética normal de un individuo sano, los afectados presentan 2n±X, siendo X un cromosoma. Dentro de este grupo se hallan los Síndromes de Turner, Klinefelter, Patau, Edwards o Down. Si bien son patologías que, en general, son compatibles con la vida no reproductiva, presentan un cuadro clínico manifiesto que caracteriza al fenotipo de cada enfermedad.

Las mixoploidías abarcan las quimeras y los mosaicos. Ambas suponen la existencia de dos o más poblaciones celulares con diferente genotipo, aunque en el caso de las quimeras son por la unión de dos cigotos diferentes, mientras que en los mosaicos estas poblaciones genéticas provienen del mismo cigoto.

Las anomalías estructurales pueden ser equilibradas y desequilibradas. Dentro de las equilibradas encontramos las translocaciones y las inversiones, mientras que entre las desequilibradas están las deleiciones, duplicaciones, isocromía y el cromosoma dicéntrico

Ocupándonos de la patología por alteraciones monogénicas tenemos aquel conjunto de enfermedades de base genética que cuentan con la mayor investigación detrás, pues fueron las inicialmente descubiertas y descritas durante el siglo pasado. Su patrón de transmisión puede ser recesivo o dominante y afectar a los autosomas o a las gonosomas. En la actualidad, más de 5.000 polimorfismos han sido clasificados como causantes de patología. Su gravedad y frecuencia de aparición en la población es variable. Esta frecuencia poblacional viene descrita por la distribución de Hardy-Weinberg (HW):

$$p^2 + 2pq + q^2 = 1$$

La p describe el alelo más común y su frecuencia en la población, mientras que q es el alelo menos usual. Esta ecuación se cumple en ausencia de movimientos migratorios y en cruces al azar. En esas condiciones, el equilibrio se alcanza con una sola generación, lo que nos permite predecir las frecuencias genotípicas en base a las frecuencias alélicas.

Tipo de enfermedad	Frecuencia por cada 1000 nacimientos
Autosómica dominante	3-9,5
Autosómica recesiva	2-2,5
Ligada al cromosoma X	0,5-2
Trastornos cromosómicos	6-9
Malformaciones congénitas	20-50

Tabla 1: Incidencia de las enfermedades genéticas más comunes en la población general.

Si bien la lista de enfermedades parece abrumadora, el carácter recesivo de la mayoría de las mismas hace que su prevalencia sobre la población sea menor al 3‰.

El resultado de la afectación monogénica son proteínas o enzimas alteradas o insuficientes. Si el producto codificante del gen es una enzima, el carácter de la enfermedad suele ser recesiva, dado que un 50% de la enzima funcionante es suficiente para mantener la normalidad. Ejemplos de esta afectación son la fenilcetonuria o la fibrosis quística.

Pero si el producto codificante es una proteína estructural, poseer este polimorfismo suele provocar la aparición de la enfermedad y en ese caso la patología presenta un carácter dominante. Este es el caso de la hipercolesterolemia familiar.

No obstante, se han observado poblaciones donde la frecuencia de un polimorfismo es mayor al esperado por HW. Esto se explica porque, ocasionalmente, esta mutación, aparentemente desventajosa, protege frente a una patología endémica o bien que, al ser poblaciones más o menos cerradas se produce el llamado en genética, el efecto fundador, donde unos pocos ancestros comunes, poseedores de un polimorfismo de carácter recesivo dieron lugar a una población de descendientes donde la frecuencia de aparición de esa enfermedad es mayor a la esperada sobre la base de la población general, ejemplos de este tipo los encontramos en Tristan da Cunha, una isla remota del Atlántico o en Cándido Godoy, un pueblo de Brasil.

Las enfermedades poligénicas encierran una mayor complejidad para su estudio, dado que influyen tanto factores genéticos como ambientales. Por lo general, poseer un genotipo concreto no significa el desarrollo de una determinada enfermedad, pero muchos de los pacientes que la sufren sí poseen ese genotipo indicado como predisponente por estudios epidemiológicos previos. El peso de la genética se observa al constatar que varios individuos de un grupo familiar padecen la enfermedad, pero que su aparición no presenta un patrón mendeliano como se podía constatar con las enfermedades monogénicas. Por tanto, hay factores no genéticos que influyen para desencadenar la enfermedad. La mejor manera de estudiar la influencia de los factores genéticos y de los factores ambientales la ofrecen los gemelos monocigóticos, clones naturales que presentan idéntica carga genética. En estos sujetos, si uno de ellos padece la enfermedad, mientras que el otro está libre de ella, aún siendo criados en el mismo ambiente, es una pista sobre el peso de los factores no genéticos para el desarrollo de la enfermedad. En estos casos se determina la concordancia, que es la proporción de gemelos que padecen la patología. Cuando analizamos estos resultados frente a gemelos dicigóticos podemos establecer el peso de factores ambientales y genéticos para una enfermedad. Los estudios señalan en este caso una gran correlación entre gemelos monocigóticos, lo que resalta la importancia de la herencia genética. También se han llevado a cabo estudios en gemelos separados al nacer, con un ambiente distinto, lo que resulta más ilustrativo todavía. Entre miembros de una misma familia también es posible llevar a cabo estudios para discernir el grado de influencia de factores no genéticos. A mayor grado de influencia genética, menor será la prevalencia de la enfermedad a medida que nos alejamos más de parientes de primer grado.

Por tanto, las enfermedades poligénicas contienen un mayor grado de dificultad para su estudio, pues presentan simultáneamente factores de riesgo ambientales y patrones genéticos predisponentes y la influencia entre ellos es algo muy complejo de determinar. El riesgo de llegar a conclusiones erróneas es elevado dado el gran numero de variables, por lo que para poder hacer una investigación productiva debemos optar por una de las siguientes aproximaciones o una hibridación metodológica:

1. Estudios in vivo
2. Asociación poblacional
3. Estudio paramétrico de ligamientos
4. Estudio no paramétrico de ligamentos
5. Determinación de genes candidatos

Cuando usamos marcadores genéticos, si el estudio abarca un elevado número de marcadores grande, se denomina un barrido genómico. En este caso se trata de estudios de ligamiento. Con estos parámetros, se pueden identificar genes asociados a una patología y que son capaces de influir sobre su evolución, aparición o resolución. Por tanto, para llevar a cabo estos estudios se necesitan grandes grupos poblacionales y miembros de una misma familia que estén afectados. La ventaja de estos estudios es que resultan muy útiles para localizar alteraciones relacionadas con enfermedades monogénicas, pero es difícil aplicar la misma metodología para rastrear pistas genéticas en afectados de enfermedades poligénicas o multifactoriales, dado que el peso de la genética no esta tan claramente establecido como en las monogénicas.

En la asociación poblacional se trata de establecer un polimorfismo u otra impronta genética y relacionarla con una patología. La epidemiología se ha nutrido de este modo de mucha información obtenida a través de estos estudios que pueden tomar la forma de casos y controles o cohortes. Para el primer caso, suelen tomarse individuos sin relaciones de parentesco, lo que facilita el reclutamiento de individuos, pero por otro lado se crea el riesgo de la estratificación poblacional, lo cual podría invalidar los resultados obtenidos. Tras clasificar los individuos en casos y controles podemos optar por estudiar ampliamente el genoma de los individuos, conocido como asociación indirecta o por establecer previamente una serie de genes candidatos relacionados con la enfermedad en base a estudios epidemiológicos anteriores. Más adelante se hablará en detalle de los estudios casos-control, base experimental de este trabajo.

Muchas organizaciones, tanto públicas como privadas, se han lanzado a la identificación de nucleótidos que determinen una mayor susceptibilidad a padecer enfermedades. Entre estas, debemos destacar el proyecto HapMap, de carácter público y que hasta el momento ha logrado identificar más de 2 millones de polimorfismos de una base (SNP) del total de 10 millones. Lo que se ha visto en las poblaciones estudiadas es que si bien todos los haplotipos están presentes en cada comunidad, su frecuencia varía, lo que explica al menos en parte la mayor o menor prevalencia de una enfermedad determinada.

Las aplicaciones para estos descubrimientos de genética poblacional no se harán esperar y cambiarán la manera de prevenir, diagnosticar y tratar enfermedades.

3.2- Epigenómica

3.2.1- El papel de la Epigenética

A pesar de los genes señalados y que cada día se descubren más polimorfismos de SNP asociados a patologías, el papel de la epigenética es alto a la hora de que un individuo con un genotipo de riesgo acabe desarrollando o no la patología, sobre todo en aquellas que son multifactoriales. En este sentido, la acetilación de las histonas y la metilación del ADN, producto sobre todo de un nuestra interacción con nuestros hábitos de vida y ambiente, hará que finalmente este genotipo se exprese o permanezca silente

Clásicamente, la genética ha sido considerada la causa casi única de un individuo a su predisposición a una serie de enfermedades crónicas, su respuesta a tratamientos farmacológicos o patrones dietéticos, entre otros.

El código genético humano como especie es altamente estable, solo debemos considerar que nuestros ancestros más cercanos, los chimpancés, línea evolutiva de la que nos separamos hace unos 5 millones de años, comparten con nosotros un 99% del código genético. A pesar de la escasa probabilidad de mutaciones (10^{-8}), en cada uno de nosotros se encierran unas 60 mutaciones espontáneas del código genético. La mayoría de estas no pasarán a nuestros descendientes y terminarán su camino evolutivo donde lo iniciaron, pero otras sí serán transmitidas y podrían dar lugar a ventajas evolutivas.

No obstante, otro código marca el fenotipo de un individuo. Un código que puede cambiar la expresión del código genético, modificando el total de producto generado o la activación e inactivación de un gen sin cambiar la secuencia de nucleótidos.

Precisamente de esto se encarga el estudio de la epigenética. Las marcas que se crean sobre el genoma modifican la función genética. Estas marcas incluyen silenciación génica por ARN no codificante (micro ARN), metilación de ADN y modificación de histonas, entre otros. Los procesos más relevantes y estudiados son los dos últimos, ya se han descrito numerosos componentes alimentarios capaces de influir sobre estos procesos epigenéticos.

3.2.2- Metilación genómica

Este es uno de los procesos más comunes y conocidos de los mecanismos de modificación epigenética, aunque solo se da en zonas ricas en guanina y citosina. En este proceso, un grupo metilo se adiciona a un carbono 5 en una de las bases nitrogenadas (citosina) de ADN mediante enlace covalente. Esta modificación crea un impedimento estérico sobre la estructura del ADN, lo que dificulta la aproximación de los factores de transcripción que crea el ARN y traduce este a proteínas. Por otro lado, estos grupos metilo adicionados tienen afinidad por unas proteínas que se adhieren, promoviendo una compactación del ADN. En resumen, este grupo metilo reduce la actividad del gen al que está asociado, al dificultar su transcripción por los procesos explicados.

3.2.3- Histonas y regulación epigenética

La principal función de las histonas es la compactación del ADN, formando nucleosomas, lo que regula la expresión del ADN. Las modificaciones que pueden sufrir las histonas son numerosas, entre ellas se incluye fosforilaciones, acetilaciones, metilaciones o ubiquitinización. Ha sido descrito como estas modificaciones epigenéticas sobre las histonas regulan la diferenciación de las diferentes poblaciones celulares del organismo adulto (tejido muscular, epitelial, nervioso, conjuntivo y sus diversos subtipos), así como el compromiso de una línea celular en la formación de un tejido determinado en etapa embrionaria. Todos estos procesos sobre las histonas y el ADN interactúan entre ellos, regulando a corto, medio y largo plazo la expresión génica de las regiones de ADN implicadas. A día de hoy se desconoce la totalidad de factores, tanto intrínsecos como extrínsecos, que regulan estos procesos, así como la duración de su influencia sobre los mismos.

3.2.4- La salud desde el punto de vista epigenético

La adaptación genética al medio mediante mutaciones que son transferidas a los descendientes, concediéndoles una ventaja evolutiva, es un proceso demasiado lento y puede conllevar la desaparición de la propia especie antes de que se los cambios genéticos se materialicen. Frente a esta adaptación darwiniana, la epigenética supone un amoldamiento mucho más rápido a un medio cambiante, en estilo lamarkista. Una de las pruebas más sorprendentes de este rápido proceso adaptativo se produce durante la segunda guerra mundial. Durante 1944, el bloqueo alemán a la población holandesa dejó a esta casi sin abastecimiento alimentario a lo largo de casi un año. En ese periodo de tiempo tuvieron lugar unos 40.000 nacimientos. Aquellas mujeres embarazadas que estaban en el tercer trimestre de gestación dieron al nacer a neonatos con un bajo peso, que al crecer y tornarse adultos presentaban una mayor incidencia de diabetes frente a la población general. Por otro lado, las mujeres que pasaron el primer semestre de embarazo durante el embargo alimentario alemán dieron lugar a neonatos con normopeso, pero los descendientes de estos niños y niñas tuvieron un peso marcadamente inferior al nacer. Es decir, los efectos de un factor extrínseco como fue la privación alimentaria a mujeres embarazadas en diferentes periodos de su gestación dio lugar a cambios en el fenotipo de sus descendientes que se prolongó hasta dos generaciones después de los hechos. Como puede derivarse de este y otros episodios similares que han tenido lugar de privación alimentaria sobre mujeres embarazadas, en el nuevo individuo se producen reprogramaciones de la maquinaria metabólica, preparada para enfrentarse a un ambiente hostil y escaso en los nutrientes que requiere el organismo. Es por ello, que si al nacer un individuo así reprogramado se encuentra con un panorama de abundancia alimentaria, incluso una ingesta normal para la población general provocará en estos sujetos un incremento de peso que fácilmente dará lugar al sobrepeso, obesidad y las patologías metabólicas que de esta sobrecarga ponderal se derivan.

El otro campo de influencia de la Epigenética es el marcaje epigenético. Este fenómeno se debe a que si bien poseemos dos copias de cada cromosoma (a excepción de los gonosomas en los machos) heredados de la línea materna y paterna, en algunos genes esta doble dotación es silenciada a favor de una de las dos copias. Es el azar, mediante mecanismos epigenéticos, el que determina cual será la copia desactivada. En el caso de heredar una copia alterada que predisponga hacia una enfermedad como la diabetes, autismo o esquizofrenia, si esta copia defectuosa no es la silenciada, el individuo tendrá una mayor probabilidad de padecer la enfermedad.

3.2.5- Epigenética e influencia alimentaria

La epigenética también puede ser utilizada a favor de los individuos para mejorar su estado de salud o sus perspectivas, en caso de haber heredado una predisposición genética a una enfermedad multifactorial o incluso monogénica.

Frente al inmovilismo del código genético, a efectos prácticos y considerando como unidad de tiempo una generación humana, el código epigenético es modificable. Por ejemplo, desde hace tiempo es conocido como el ácido fólico es capaz de ceder un grupo metilo y como puede determinarse el consumo de este nutriente a partir de la metilación del ADN, de hecho la recomendación del consumo de B_9 a mujeres en edad fértil o en periodo periconcepcional es válida no solo a nivel de reducir la incidencia de espina bífida en neonatos (una malformación, por otra parte, multifactorial) sino también se ha descrito que protege a los recién nacidos sobre enfermedades que pueden desarrollar en su etapa adulta, al promover la metilación del gen que transcribe la formación de IGF-2, reduciendo su actividad, lo que protege frente a enfermedades crónicas como el cáncer. Pero el acido fólico no es el único compuesto de origen alimentario que se ha aislado como modificador del epigenoma, la genisteina (que hallamos en la soja) o compuestos azufrados presentes en las crucíferas y en general, productos alimentarios de origen vegetal, contienen compuestos capaces de modificar la actividad de los genes mediante mecanismos epigenéticos, bien por la inhibición de genes que pueden promover, de manera indirecta o directa, enfermedades como el cáncer o bien evitando la inhibición de genes supresores de tumores.

A día de hoy es difícil establecer recomendaciones a nivel individual, pues la dotación genética, la dinámica disposición epigenética y la más aún variable dotación metagenómica, de la que se hablará un poco más adelante, configuran una serie de variables demasiado numerosa y dinámica como para dictar una serie de dogmas a seguir a nivel nutricional. Para complicar todavía más el desarrollo de estudios en este campo se empiezan a determinar cómo estos factores interactúan entre sí, ya bien de manera sinérgica o antagonista, lo que convierte este campo de investigación en un reto todavía más apasionante si cabe.

3.3- Metagenómica

3.3.1- El metagenoma, un sistema complejo

Hasta no hace demasiado tiempo, este pequeño y enorme universo biológico que habita en nuestro interior era ignorado mientras no diera lugar a ninguna patología. Se consideraba que, en tanto que el sistema inmune fuera competente podría mantener a raya este numeroso ejército microscópico y que solo la debilidad de este sistema o la aparición de una especie más virulenta por ingesta alimentaria o terapia antimicrobiana podía dar lugar a problemas que comprometieran el organismo. Pero desde los tiempos de Koch y Pasteur muchas evidencias se han acumulado a favor de estos diminutos habitantes y se ha demostrado el importante papel que ejercen en el metabolismo de los compuestos que forman los alimentos que ingerimos, en el mantenimiento de la homeostasis del sistema digestivo, inmunológico y por extensión, de todo el organismo. La magnitud del ecosistema se comprende mejor comparando el numero de total de células en un organismo humano completo frente al total de células bacterianas que habita tanto nuestra parte del organismo en contacto directo con el exterior como piel y algunas mucosas como el sistema digestivo, particularmente el intestino grueso. En total, se calcula que nuestro organismo posee unos 10 billones de células mientras que el total de células bacterianas es unas diez veces superior a este número. Sin embargo, al margen de estos guarismos, lo realmente importante es las funciones que acometen estos microorganismos y cómo su variación o desequilibrio puede poner en peligro la integridad del sistema orgánico en su totalidad.

En este total de 10^{14} células bacterianas que habitan nuestro organismo se han descrito más de 1.000 especies diferentes, cuya función es distinta entre ellas pero que resulta sinérgica o complementaria en muchos casos. En algunas ocasiones, las bacterias permiten un mayor aprovechamiento energético de los compuestos alimentarios que ingerimos, en otras ocasiones realizan la síntesis de vitaminas. Aún sin realizar ninguna de las citadas funciones, la simple presencia de una especie bacteriana inocua para el huésped actúa como ocupante de un nicho ecológico que no cederá a otra especie cuyo asentamiento podría ser nocivo para el huésped, una tarea no menos importante que las anteriores. Como fue dicho con anterioridad, este ecosistema está sometido a variaciones en base a factores tanto intrínsecos (edad, genoma o fisiología o anatomía digestiva) como extrínsecos (alimentación o ambiente no nutricional como terapias farmacológicas)

Dentro de esta variedad microbiana es posible distinguir una serie de enterotipos, donde predominan de menos a más los grupos de Actinobacteria (5%), Bacteroides (20%) y Firmicutes (40%). Estas investigaciones permitieron caracterizar 3 enterotipos, con diferencias metabólicas. El enterotipo 1 se caracteriza por la presencia mayoritaria de Bacteroides que son particularmente eficaces en el metabolismo de proteínas y carbohidratos, así como en la síntesis de vitaminas B_2, B_5, B_8 y C. El enterotipo 2, con predominio de Prevotella, es capaz de sintetizar las vitaminas B_8 y B_9. El enteroptipo 3, definido por la abundancia de Ruminococcus, puede degradar la celulosa e interviene en el metabolismo de los azúcares en general. Así mismo, este enterotipo 3 es el mayoritario entre la población, donde curiosamente, los carbohidratos es el macronutriente más consumido, en base a las recomendaciones nutricionales, que señalan como óptimo un aporte calórico total del 55% en hidratos de carbono.

La investigación básica sobre el metagenoma ya es abundante a día de hoy, pero lo realmente interesante a nivel de investigación aplicada es la manera en cómo se puede modificar a favor del individuo la población bacteriana de su organismo, mediante el consumo de probióticos por ejemplo, basados en cepas bacterianas que hayan demostrado efectos beneficiosos sobre el metabolismo energético de manera que se adapte a las necesidades individuales, haciendo que su genética, epigenética y metagenoma trabajen al unísono y de manera sinérgica para promover un óptimo estado de salud.

3.3.2- Relación de los enterotipos sobre las enfermedades crónicas

Tras los citados descubrimientos en el apartado anterior, no fue de extrañar que surgiera la hipótesis de que estas poblaciones bacterianas podrían infuir en la susceptibilidad individual para desarrollar alteraciones metabólicas como hipertensión, hiperglucemias, sobrepeso y otras enfermedades en los individuos que tenían cierta dotación metagenómica. En este sentido, pudo determinarse, primero en ratones y luego en humanos, que efectivamente el predominio de Firmicutes (enterotipo 3) era más prevalente en aquellos individuos que padecían sobrepeso u obesidad. Las consecuencias de este descubrimiento, en el año 2005, fueron casi revolucionarias. Sin embargo, no logró asociarse una población bacteriana predominante a un IMC o rango de este determinado. Así pues, parece que la población bacteriana predominante es antes consecuencia que causa. Es decir, una dieta rica en carbohidratos, tanto simples como complejos, favorecerá el desarrollo de géneros bacterianos relacionados con el metabolismo de los carbohidratos, pues este es el sustrato mayoritario que se halla en el tracto gastrointestinal y por tanto habrá un mejor aprovechamiento de estos compuestos. Debemos recordar que la obesidad, al igual que muchas patologías crónicas no infectocontagiosas, son multifactoriales, y si bien un factor determinado puede tener un peso especifico significativo, otros factores pueden estar actuando en sinergia con este. Su identificación puede revertir la situación atacando bien el componente más importante o sobre otros factores que si, en un principio, parecen poco relevantes, sumados ganan en importancia.

A partir de aquí, muchas enfermedades se han tratado de relacionar con un determinado enterotipo. Las primeras luces se han obtenido en patologías de marcado carácter digestivo, como la celiaquía, enfermedad de Crohn y cáncer de colon, pero otras alteraciones que se han relacionado con una alteración de la flora intestinal incluyen el autismo, esquizofrenia o patología cardiovascular.

De los tres factores comentados en apartados anteriores que pueden determinar la salud individual, genética, epigenómica y metagenómica, es esta última la que ofrece una perspectiva más inmediata de aplicación práctica en un futuro cercano, pues su fácil carácter modificable, a pesar de que seguramente su influencia es menor que la epigenética o la genética individual, parece mostrarse al alcance de una modificación dirigida y saludable.

3.4 Genética y enfermedades multifactoriales

Cada día resulta más viable económicamente abordar las enfermedades poligénicas desde el punto de vista del genoma completo. Para esto, se usa el GWA (Genome-wide association study), lo que permite abordar el estudio del genoma de un individuo teniendo en cuenta hasta un millón de SNP. No obstante, estas técnicas presentan algunas limitaciones, tal como establecer si las asociaciones estadísticas son casuales o ligadas a una patología. Otro problema es que usualmente, no es posible establecer analogías entre poblaciones, dado que las diversas poblaciones humanas son heterogéneas. La otra razón es que, variantes raras, con una prevalencia en la población inferior al 1%, suelen pasar desapercibidas.

Sin embargo, y a pesar de sus limitaciones, los GWAs han permitido establecer relaciones epidemiológicas entre unos 330 genes y enfermedades poligénicas como cáncer, patología metabólica, cardiovascular, neurodegenerativa y otras, la lista se incrementa cada año.

Uno de los mayores descubrimientos de los GWAs ha sido establecer la relación entre algunos genotipos y el desarrollo de ciertas patologías. Estos genotipos habían pasado por alto, al no desarrollar un fenotipo clínico. Este tipo de ejemplos nos permite entender la interrelación entre las diversas rutas bioquímicas del organismo. Es todavía más sorprendente el hecho de que varias enfermedades, comparten un mismo polimorfismo de un gen.

Muchas enfermedades se han relacionado con polimorfismos localizados en diversos cromosomas, entre estas encontramos la diabetes (I y II), la obesidad, las dislipemias, la hipertensión, las enfermedades neurodegenerativas, las enfermedades inflamatorias intestinales, las enfermedades coronarias, las hiperuricemias, las enfermedades pulmonares y el cáncer, entre otras. A continuación se comentarán brevemente algunas patologías cuya causa genética ha sido determinada, al menos parcialmente, a pesar de que se trata de enfermedades multifactoriales con un fuerte componente ambiental

Dislipemias

Más de 25 genes han sido asociados a esta patología en diferentes *loci*. Se estima que resulta más adecuado la evaluación de los niveles postprandiales, dado que es el estado fisiológico del organismo durante la mayor parte del tiempo y que es la situación que debe gestionar metabólicamente.

Entre los polimorfismos asociados al metabolismo lipídico encontramos el gen para el receptor scavenger BI (SR-BI), que capta LDL modificado y receptor de las HDL. Está situado en 12q24.

Hipertensión

Independientemente de otros factores de riesgo como las dislipemias, DM u obesidad, que pueden incrementar por sí mismas la presión arterial, se han descubierto genes asociados a esta patología. Estos son SH2B3, MTHFR, CYP1A2, CYP17A1, FGF5, PLCD3, ZNF652 y c10orf107.

Patología coronaria

Como en el caso anterior, numerosas patologías, por diversos mecanismos, influyen en el desarrollo de estas enfermedades, entre estas debemos citar la HTA, DM, dislipemias y obesidad, lo cual hace difícil distinguir donde acaba la influencia de un factor de riesgo y donde empieza el otro. En cualquier caso, polimorfismos en la proteína C reactiva y en la lipoproteína a tienen una gran correlación estadística con la patología coronaria

4- EPIDEMIOLOGÍA EN CARDIOPATÍA ISQUÉMICA

4.1 Introducción

La cardiopatía isquémica es un perfecto ejemplo de las enfermedades crónicas no infectocontagiosas propias de nuestro tiempo. En este caso, la citada patología tiene carácter multifactorial, con factores ambientales y genéticos. En el mundo desarrollado, pero cada vez más también en el tercer mundo, se incrementa su incidencia. Las tasas de morbilidad y mortalidad son también elevadas, se estima que casi la mitad de los primoafectados por esta patología fallecen durante su primer episodio cardíaco. Dado que la genética poblacional no ha variado durante los últimos 80 años es lógico pensar que han sido los factores ambientales los responsables en gran parte de este incremento, en particular aquellos ligados al estilo de vida.

No obstante, los grandes avances técnicos en Biología Molecular han permitido discernir aquellos genes y polimorfismos responsables de los mecanismos que desencadenan la cardiopatía isquémica. Todo esto se enfoca hacia la prevención a un nivel no conocido antes, del que se beneficiaran especialmente aquellos individuos de alto riesgo ya a nivel de prevención primaria o secundaria.

La patología cardiovascular incluye las enfermedades que afectan al corazón y vasos sanguíneos. Estas afectaciones provocan, como patologías más importantes: cardiopatía reumática, enfermedad vascular periférica, enfermedad cerebrovascular y cardiopatía isquémica. Vamos a centrarnos en esta última, siendo sus manifestaciones más comunes: Infarto agudo de miocardio, angina de pecho y muerte súbita. En la gran mayoría de los casos la aterosclerosis de los vasos que irrigan el miocardio es la causa subyacente, si bien factores inflamatorios, trombogénicos o infecciosos desencadenan el episodio final. La manifestación clínica es en realidad el fin de un proceso que se inicio en la infancia y que progresa hasta la edad media o avanzada de la vida donde se produce el episodio cardíaco, de desenlace fatal en no pocas ocasiones. En resumen, puede decirse que en edades iniciales de la vida prima el proceso aterogénico mientras que en edades medias y avanzadas tienen mayor importancia los factores trombogénicos.

4.2- La patología cardiovascular en el mundo

4.2.1- Panorama internacional

Como puede verse en la **tabla 2,** en el conjunto de los países desarrollados, durante el año 2008, las causas más comunes de fallecimiento fueron la cardiopatía isquémica, con un 16% de la mortalidad total y los accidentes cerebrovasculares, con un 9%, lo que suma el 24% de los fallecimientos totales. Incluso en países del tercer mundo la causa más común es una enfermedad no infectocontagiosa crónica como es la cardiopatía isquémica, mostrado en la **tabla 3**. Durante 2008 la suma de los porcentajes de fallecimiento por cardiopatía isquémica y accidente cerebrovascular llegaron al 23%, casi igualando al porcentaje de mortalidad propio de los países desarrollados

	%
Isquemias cardíacas	16
Accidentes cerebrovasculares	9
Cáncer del tracto respiratorio	6
Demencias seniles y Alzheimer	5
Infecciones del tracto respiratorio bajo	4

Tabla 2. Principales causas de muerte en el mundo desarrollado en el año 2008.
Fuente: Adaptado de la OMS **(http://www.who.int)**

	%
Isquemias cardíacas	12
Accidentes cerebrovasculares	11
Infecciones del tracto respiratorio bajo	7
EPOC	6
Transtornos diarreicos	5

Tabla 3. Principales causas de muerte en países en vías de desarrollo, año 2008.
Fuente: Adaptado de la OMS **(http://www.who.int)**

Entre los muchos estudios realizados al respecto, destacamos el WHO-MONICA Project, donde se pretende estandarizar las tendencias de la patología cardiovascular, sus desencadenantes y evidenciar la calidad de las tasas de mortalidad recogidas por los organismos oficiales. Gracias a estudios como este se ha podido determinar que:

Tanto la mortalidad como el número de episodios cardíacos son mayores en hombres que en mujeres, siendo estas diferencias mayores en aquellos países con las tasas más altas. Si bien los casos mortales (fallecimientos por causas coronarias dentro de los 28 días tras el episodio cardíaco) fueron menores en varones (49%) que en mujeres (53,8%) según el estudio MONICA.

Por otro lado, se determinó que había grandes diferencias en función de la situación geográfica a nivel internacional en la tasa de mortalidad e incidencia por cardiopatía isquémica. Incluso dentro de un mismo país estas tasas pueden ser muy variables según zonas.

Hay un cambio evidente a nivel internacional de las tasas de mortalidad e incidencia por cardiopatía isquémica. A partir de los años 50 del siglo XX han empezado a disminuir en EE.UU. zona noreste europea, Japón y Australia. Con un claro incremento, como contraste, de los países del Este europeo y aquellos en vías de desarrollo. Tras una década de seguimiento en el estudio MONICA se observó una clara disminución total de las tasas de mortalidad y patología coronaria en general. Sin embargo, esto no ocurrió en todos los países y en aquellos en los cuales las tasas eran más bajas se produjo un incremento.

En general, las previsiones para el futuro de la patología cardiaca no son optimistas. Se prevé un incremento de la cardiopatía isquémica en particular y de las enfermedades cardiovasculares en general. Pese a los avances en el diagnostico precoz, la Biología Molecular, Genética y el conocimiento de los factores de riesgo la cardiopatía isquémica es y será en el futuro de hasta al menos 30 años vista el principal problema de la Salud Pública en los países desarrollados. Incluso en los países en vías de desarrollo estas patologías ganan peso en las tasas de mortalidad del país, en gran parte debido a la importancia de estilos de vida inadecuados o claramente perjudiciales para la salud cardiovascular, sumada al ya frágil sistema sociosanitario y falta de políticas preventivas y de promoción de la salud en esas regiones.

4.2.2- Panorama nacional

Tal y como corresponde a su condición, España presenta un patrón de tasas por muerte cardiovascular encuadrada por sus cifras en el mundo desarrollado.

En base a los datos proporcionados por el Instituto Nacional de Estadística (INE), según los certificados de defunción, durante el año 1995 fallecieron 20.978 varones a causa de la cardiopatía isquémica y 16.002 mujeres por la misma causa, configurando el 11,4% y el 9,3% de todas las muertes en España **(http://www.ine.es).** Otras fuentes de esta información en España son los estudios REGICOR, IBERICA y MONICA. Por provincias, ajustadas las tasas de cardiopatía isquémica por 100.000 habitantes en el periodo 1991-1995 fueron entre 28,1 para Burgos en mujeres y 158 en Las Palmas de Gran Canaria. Es decir, se observa una distribución desigual Norte – Sur en la prevalencia de la enfermedad. En Europa la tasa es de 100,6.

Durante el año 1995, los años proporcionales de vida perdidos (APVP) fueron de 2,9% para mujeres y 6,7% para hombres. A pesar de todo, en un contexto mundial España tiene una de las tasas más bajas del mundo **(http://www.ine.es).**

4.3- Factores de riesgo para la cardiopatía isquémica

Resulta evidente que el incremento de la cardiopatía isquémica es más debido al cambio de los hábitos de vida que al cambio de la genética poblacional. En este sentido y reflejado en la **tabla 4**, los factores archiconocidos de cardiopatía isquémica son hipercolesterolemia, hipertensión y tabaquismo se llevan gran parte de la responsabilidad del incremento de las tasas en patología coronaria. A estos tres factores se suma la obesidad con la propia patología que lleva asociada (hiperglucemia, hipertrigliceridemia, hiperinsulinismo, etc....), con efectos sinérgicos sobre los anteriores

Predisponentes	Condicionales	Establecidos
Antecedentes familiares	↑C-LDL pequeño y de alta densidad	Sobrepeso/ obesidad
Obesidad androide	Hipertrigliceridemia	↑Edad
Género masculino	↑Homocisteína	Diabetes Mellitus I o II
Insulinorresistencia	↑Marcadores inflamatorios	↓C-HDL
Factores socioeconómicos	↑Factores protrombóticos	↑C-LDL
Factores psíquicos	↑Lipoproteína (a)	Hipercolesterolemia
		Tabaquismo
		Sedentarismo
		Hipertensión

Tabla 4. Factores de riesgo para cardiopatía isquémica. Fuente: Adaptado de la American Heart Association

Estudios como US Physicians´ Health Study, OSLO Heart Study, Lyon Diet Heart Study, Diet and Reinfaction Tria (DART) demostraron que los citados 3 clásicos factores de riesgo suponen en realidad menos del 50% de la variabilidad de las tasas por cardiopatía isquémica, lo que llevo al diseño de estudios de cohorte hacia los años 70 como el Health Professionals Followup Study, Atherosclerosis Risk In Communities Study o Nurses´ Health Study, permitiendo conocer factores genéticos, trombóticos o infecciosos, entre los más importantes de gran influencia en el desarrollo de la patología cardiovascular.

Gracias a los anteriores estudios y otros se ha determinado una asociación positiva entre estos factores de riesgo y la incidencia de la cardiopatía isquémica, aunque esta asociación no es lineal.

Respecto a la prevención primaria de la enfermedad cardiovascular, mediante estudios prospectivos realizados sobre adolescentes y niños como CARDIA o Bogalusa Heart Study han demostrado que hay factores que pueden ser controlados mediante educación alimentaria, evitando la hiperlipemia, hiperglucemia, obesidad o hipertensión, factores todos ellos que colaboran en el desarrollo de la aterosclerosis a tempranas edades y más adelante en episodios cardíacos. Sin embargo, las perspectivas no son halagüeñas, pues es clara y evidente la mala alimentación practicada por los grupos de menor edad y jóvenes, lo que se detecta por las encuestas alimentarias y la tendencia al sobrepeso de estos grupos. Para empeorar el asunto se está produciendo un adelanto en el hábito tabáquico de estos jóvenes y también la incorporación de las mujeres al mismo, lo que apunta hacia unas malas previsiones sobre cardiopatía isquémica y otras enfermedades crónicas.

A la hora de establecer los riesgos para la cardiopatía isquémica podemos clasificar estos según su carácter modificable o no, como se muestra en la **tabla 4**.

4.3.1- Factores de riesgo no modificables

Edad

A mayor edad, mayor riesgo de patología coronaria, pues la aterosclerosis progresa y esto hace más posible un evento cardiovascular. Sin embargo, todo evento cardiovascular en varones anterior a los 55 años en varones se considera prematuro y con alta probabilidad de tener componente genético, mientras que en mujeres la edad que determina una patología cardiovascular como prematura es de 65 años.

Sexo

A cualquier edad, los hombres tienen un mayor riesgo de cardiopatía isquémica que las mujeres, al menos hasta la menopausia, pero a partir de entonces el riesgo de ambos sexos se iguala completamente a los 10 años. Es decir, los estrógenos ejercen un papel protector sobre la cardiopatía isquémica en las mujeres

Genética

Muchos polimorfismos han sido asociados a la patología cardíaca, estos determinan la edad de debut clínico de la enfermedad, su gravedad, la frecuencia y la respuesta al tratamiento farmacológico o conductual (hábitos de vida y alimentación, sobre todo). En particular, el análisis genético se ha centrado en polimorfismos responsables de procesos fibrinolíticos, de coagulación y sobre todo en la aterosclerosis. Hay muchos indicios que apuntan a que los diversos factores de riesgo para cardiopatía isquémica (perfil lipoproteico, hipertensión, obesidad fibrinógeno u homocisteina) están influidos por la genética de cada individuo y que esta interactúa con el ambiente.

No está lejano el día en el que los individuos puedan ser aconsejados en base a su predisposición genética para la patología cardiovascular y otras y pueda ser estimado cual es también el mejor tratamiento farmacológico disponible en base a su genética o su respuesta a factores dietéticos y de estilo de vida.

4.3.2- Factores de riesgo modificables

Es posible establecer una subclasificación, tomando la obesidad, diabetes, hipercolesterolemia e hipertensión, hipertrofia ventricular izquierda y factores proinflamatorios, protrombóticos e infecciosos como factores fisiológicos y el sedentarismo, la dieta y el hábito tabáquico como factores de comportamiento.

4.3.2.1- Factores fisiológicos

Obesidad

Conocida es la asociación entre obesidad y cardiopatía isquémica. El exceso de grasa corporal influye sobre numerosos factores de riesgo, a destacar: hipertensión arterial, proinflamatorio y procoagulante sanguíneo, resistencia insulínica, hiperglucemia con riesgo diabetógeno, hipertrigliceridemia, incremento del C-LDL , disminución del C-HDL e hipertrofia ventricular izquierda.

De los dos tipos de obesidad, androide y ginoide, es la primera la que presenta el mayor riesgo de isquemia cardíaca y de sufrir el resto de alteraciones metabólicas citadas en el párrafo anterior.

Diabetes mellitus tipo II

Entre los diabéticos, la mayor tasa de mortalidad es debida a la patología cardiovascular en sus variadas formas. Muchos son los caminos que llevan a la diabetes, a destacar el sedentarismo y la obesidad o sobrepeso.

La forma que tiene la diabetes mellitus de provocar la cardiopatía isquémica son: Modificación del perfil lipoproteico (Reducción del C-HDL y aumento del C-VLDL y C-LDL), incremento de factores proinflamatorios y procoagulantes, hiperinsulinemia, incremento del estrés oxidativo, aumento de la presión arterial y aparición de microalbuminuria.

Hipercolesterolemia

El colesterol plasmático es un factor de riesgo cardiovascular ya conocido desde hace muchas décadas, en particular, más que el colesterol total es el perfil lipoproteico, es decir, las fracciones de C-HDL, C-LDL y C-VLDL en plasma.

Se ha establecido una clara relación creciente entre C-LDL y colesterol total, al igual que una relación inversa entre C-HDL y colesterol total. Gracias a estudios como el Seven Countries se conoce que un incremento del colesterol plasmático de 20 mg/dl se relaciona con un aumento del 12% de muerte por cardiopatía isquémica. También se ha podido determinar que el índice aterogénico (colesterol total/ C-HDL) es un excelente predictor de cardiopatía isquémica. El incremento de una unidad en este índice aterogénico supone un aumento del 50% en el riesgo de cardiopatía isquémica

Por fracciones lipoproteicas, es el colesterol C-LDL en estado oxidado y de tipo B el que presenta el mayor riesgo aterogénico. Mediante Biología Molecular se ha

31

determinado que polimorfismos en el gen apo-E determinan en gran medida los niveles de C-LDL.

También es posible modificar los niveles de C-HDL. Estos se elevan por la presencia de estrógenos, consumo de alcohol (hasta 30g/día), ácidos grasos cis y ejercicio físico, mientras que disminuyen con el consumo de tabaco, ácidos grasos trans y sobrepeso u obesidad.

Otro factor, la Lipoproteína (a) es protrombótico y aterogénico, por lo que se ha asociado a un incremento del riesgo de cardiopatía isquémica.

Se ha determinado que los niveles de triglicéridos y C-LDL son menores en mujeres que en hombres, mientras que en estos, los niveles de C-HDL son menores. A pesar de todo, los niveles totales de colesterol son equivalentes en ambos sexos, solo varían los perfiles de un sexo a otro, siendo más favorable, como hemos visto, en mujeres en edad fértil y hasta la menopausia.

Hipertensión

La epidemiología ha señalado la hipertensión arterial como factor de riesgo para la cardiopatía isquémica. Como causas de la hipertensión están el consumo de alcohol en exceso (>30g/día), el sobrepeso u obesidad y el consumo de sal común. Sin embargo, también es posible su control e incluso descender sus niveles mediante el consumo de potasio o la actividad física moderada. Otros factores tienen un efecto más controvertido sobre la hipertensión como los ácidos grasos omega-3, el calcio o elevado consumo de niacina o magnesio. Igual que con otros factores de riesgo, se han determinado polimorfismos genéticos que afectan a la tensión arterial y la influencia de los factores ambientales como el consumo de sodio, sobre el gen del angiotensinógeno.

Hipertrofia ventricular izquierda

Si bien puede tener un carácter no patológico, si es consecuencia del ejercicio físico en pacientes cardiópatas o con riesgo de ello esta hipertrofia suele ser consecuencia de la hipertensión, lo que influye sobre el avance de la aterosclerosis.

Factores proinflamatorios, protrombóticos e infecciosos

Se ha podido determinar el valor clínico de la proteína C reactiva como marcador de la cardiopatía isquémica tanto en la etiología como en el pronóstico de la enfermedad.

Sobre el estado protrombótico, un marcador identificado es el nivel plasmático de fibrinógeno, sobre todo tras infarto agudo o episodio cardíaco.

Respecto a los factores infecciosos, diversos agentes se han relacionado con la patología cardíaca, tanto en su inicio como el progreso del proceso aterosclerótico, a destacar el *Campylobacter pylori*, *Cytomegalovirus* o *Chlamydia pneumoniae*.

4.3.2.2 Factores de comportamiento

Sedentarismo

Mediante estudios de cohortes, entre otros tipos de estudios prospectivos, se ha determinado una fuerte asociación inversa entre la actividad física y cardiopatía isquémica y mortalidad en general. A mayor resistencia aeróbica y VO2 max, menor riesgo de cardiopatía isquémica.

Los efectos beneficiosos sobre el riesgo cardiovascular del ejercicio físico son múltiples: menor resistencia a la acción de la insulina, reducción de la presión arterial, mejora del perfil lipoproteico (reducción del colesterol total, del C-LDL y triglicéridos e incremento del C-HDL), reducción del IMC y aumento de la masa magra y metabolismo basal.

Dieta

De todos los factores ambientales o modificables, es la dieta la que tiene un mayor peso específico sobre un desenlace final en forma de patología cardiovascular. Adicionalmente, esta repercute, de forma sinérgica sobre otros factores de riesgo (dislipemias, hipertensión, sobrepeso u obesidad). A continuación, comentaremos algunos de los factores de carácter alimentario más importantes de cara a desarrollar o prevenir la cardiopatía cardiovascular.

Ácidos grasos

Más importante que el factor cuantitativo o % del total calórico consumido es el factor cualitativo de las grasas, es decir las fracciones de cada una de las grasas (ratio insaturadas/saturadas). Muchos estudios epidemiológicos han evidenciado la influencia de los ácidos grasos, pero también resulta determinante la genética de cada individuo, en particular ciertos polimorfismos.

Las grasas poliinsaturadas omega 3 no reducen el C-LDL, pero sí consiguen variar a la baja los valores de C-VLDL y triglicéridos, mejorando el perfil lipoproteico. En cuanto a otros efectos favorables y cardioprotectores, los derivados del ácido α-linolénico son capaces de reducir la tensión arterial por su efecto vasodilatador y tienen un efecto antiagregante sobre la fracción plaquetaria. Fuentes de estos ácidos grasos son los pescados azules y los frutos secos

Respecto al ácido graso omega 6 reducen el índice aterogénico. Pese a todo, los omega 6 dan lugar tras su metabolismo, sobre todo si estos son ingeridos por encima del 7% de las necesidades calóricas totales, a compuestos muy sensibles a la peroxidación lipídica que tienen poder aterogénico.

Otros ácidos grasos insaturados, en particular el acido oleico, no produce un C-LDL tan sensible a la oxidación como los omega 6. Es casi con toda seguridad esta grasa, junto a otros compuestos de carácter antioxidante (vitamina E, polifenoles y

33

carotenoides entre otros) que se presentan en la principal matriz alimentaria de consumo en los países mediterráneos como es el aceite de oliva la que marca la diferencia entre las tasas de mortalidad por cardiopatía isquémica de los países de la cuenca mediterránea frente a los estados europeos del norte o EE.UU.

Las grasas saturadas empeoran el perfil lipoproteico, elevando sobre todo el C-LDL, pero no todas estas lo hacen por igual. De entre los más comunes en los alimentos consumidos, los ácidos grasos láurico (C12), mirístico (C14), palmítico (C16) y esteárico (C18), son los láurico y mirístico los que más modifican los niveles al alza de C-LDL, mientras que el acido esteárico apenas influye.

Pero son las grasas vegetales hidrogenadas, en cuyo proceso de elaboración se crean grasas de configuración trans, las más perjudiciales para la salud cardiovascular. Si bien fueron utilizadas por la industria alimentaria por sus propiedades tecnológicas de estabilidad, estudios epidemiológicos evidenciaron su negativo efecto sobre las lipoproteinas plasmáticas, disminuyendo el C-HDL, elevando el C-LDL y la lipoproteina A. Estas grasas son ampliamente usadas en alimentos fast food, platos precocinados, salsas, patatas fritas, entre muchos otros alimentos. Un consumo, sobre el % total de energía, mayor del 5% multiplica al menos por 2 el riesgo de cardiopatía isquémica.

Colesterol

Si bien en el pasado se consideraba que una fuente alimentaria de colesterol era un importante factor que incrementaba las tasas de colesterol, en la actualidad ningún estudio ha conseguido establecer una relación lineal entre su consumo y niveles plasmáticos, por lo que este elemento presenta una elevada variabilidad interindividual debido a factores genéticos

Homocisteina

Este compuesto es un derivado del metabolismo del aminoácido esencial Metionina. Su elevación en plasma en unos 5 mmol/l es equivalente al incremento de 20 mg/dl de colesterol plasmático para el riesgo de cardiopatía isquémica. Se han detectado polimorfismos del gen de la enzima metilentetrahidrofolatorreductasa (MTHFR) que se relacionan con elevadas concentraciones de homocisteina plasmática. Una ingesta elevada de ácido fólico en estos sujetos les evitaría estas desfavorables elevaciones de homocisteina en plasma.

Alcohol etílico

Diversos estudios epidemiológicos lo han relacionado con una elevación del C-HDL cuando es consumido de manera moderada (<30g/día), lo que protege del riesgo de cardiopatía isquémica, pero un consumo elevado incrementa este riesgo. Se discute si es el alcohol etílico el que reduce el riesgo de cardiopatía isquémico por sí

34

mismo o son otros compuestos antioxidantes acompañantes (taninos y flavonoides, entre otros), sobre todo en las bebidas fermentadas, especialmente el vino tinto.

Otros compuestos alimentarios relevantes

De entre los carbohidratos, solo los azúcares simples (mono y disacáridos principalmente) presentan influencia, elevando los triglicéridos sobre todo. Una modificación dietética que redujera el % de grasas totales, si bien reduciría el C-LDL, también afectaría a la baja al C-HDL, elevando a la vez los triglicéridos tras la ingesta.

Igualmente el consumo calórico, cuando este excede las necesidades, se incrementan los triglicéridos

El alcohol de manera moderada (<30g/día) y un régimen hipocalórico ejercen un efecto positivo sobre el C-HDL, con resultado cardioprotector.

La posible sinergia de variados compuestos alimentarios como la fibra, antioxidantes y vitaminas del grupo B que caracteriza los grupos de alimentos de las frutas, verduras, hortalizas, cereales y legumbres reducen factores de riesgo que pueden no tener una relación directa con la concentración de lipoproteínas plasmáticas, pero que al fin y al cabo reducen el riesgo de cardiopatía isquémica. De este modo, la fibra dietética puede atrapar sales biliares y otros compuestos de recirculación enterohepática, mientras que la ingesta de piridoxina y cianocobalamina, vitaminas del grupo B, se relaciona inversamente con los niveles de homocisteina

Hábito tabáquico

El tabaco es un factor de riego independiente para la cardiopatía isquémica, pero también es evidente su influencia sobre otros factores como la hipertensión, los anticonceptivos orales, el sobrepeso u obesidad, la diabetes o alteraciones electrocardiográficas.

Por si mismo, el tabaco es capaz de alterar el perfil lipoproteico (disminución del C-HDL e incremento del C-LDL), dañar el endotelio vascular y promover el progreso de la aterosclerosis. Igualmente, tras su consumo crea vasoconstricción coronaria y tiene efectos procoagulantes.

Factores de riesgo de carácter no alimentario

Estatus socioeconómico

En la actualidad es clara la relación entre cardiopatía isquémica y calidad de vida. Esta patología está ligada al estilo de vida occidental del primer mundo, sobre todo entre las capas de la población menos pudiente, donde se asocia junto a la obesidad y el sobrepeso para provocar con el paso del tiempo cardiopatía isquémica y otras enfermedades asociadas

Elementos sociales y psíquicos

Los individuos sometidos a estrés a diario, con baja autoestima, depresión u otras alteraciones presenta un mayor riesgo de isquemia de miocardio, seguramente debido a las alteraciones que provocan sobre el sistema endocrino (elevaciones de los niveles de glucocorticoides, disminución de somatomedinas y gonadotropinas LH y FSH) y nervioso (predominio del sistema simpático) estos elementos.

Anticonceptivos y tratamientos hormonales

En la mujer de edad fértil consumidora de preparados anticonceptivos orales se ha visto que esta tiene un incremento del riesgo cardiovascular, sobre todo de isquemia cardiaca si la mujer es fumadora, supera los 35 años y tiene otros factores de riesgo cardiovascular o antecedentes familiares. Este riesgo está ligado a un incremento del riesgo de trombosis que desaparece tras discontinuar con el consumo de los anticonceptivos orales.

Llegada la menopausia, algunas mujeres optan por un tratamiento hormonal sustitutorio para emular las concentraciones plasmáticas naturales de estrógenos y progestágenos ligadas al ciclo menstrual. Como toda medicación está ligada a riesgos, pero el incremento de la fracción C-HDL parece clara, lo que reduce el riesgo de isquemia miocárdica.

FACTORES DE RIESGO NO MODIFICABLES	FACTORES DE RIESGO MODIFICABLES
• Edad • Sexo • Genética	• Obesidad/sobrepeso • Hipertensión • Diabetes mellitus • Hipercolesterolemia • Hipertrofia ventricular izquierda • Factores proinflamatorios, protrombóticos e infecciosos • Sedentarismo • Alcohol • Homocistinuria • Dieta • Tabaco • Estatus socioeconómico • Elementos sociales y psíquicos • Anticonceptivos y tratamientos hormonales

Tabla 5. Clasificación de los factores de riesgo para la cardiopatía isquémica basados en su carácter modificable o no modificable.

5- LIPOPROTEINAS PLASMATICAS COMO FACTOR DE RIESGO CARDIOVASCULAR

5.1- Transportadores de lípidos en plasma

Las lipoproteínas son un sistema de transporte fundamental, permite la movilización de vitaminas liposolubles, ácidos grasos y colesterol. Alteraciones de este proceso ocasionan patologías conocidas, tales como la aterosclerosis, si bien estos procesos pueden ocasionarse por causas primarias o secundarias. La importancia de estos desordenes revela la importancia que tiene conocer los factores nutricionales que pueden ocasionar estas patologías.

En esta parte del trabajo, se comentarán primero los transportadores de lípidos en plasma, para seguir con la síntesis y metabolismo de las lipoproteínas y acabar con la influencia que tiene la dieta en general y en particular los lípidos sobre las lipoproteínas plasmáticas y la expresión génica.

5.1.1- Estructura y función de las lipoproteínas

Los lípidos son transportados mediante lipoproteínas. Estas se hallan formadas por una cubierta externa fosfolipídica, mientras que internamente estas moléculas contienen triglicéridos, colesterol esterificado y otros compuestos apolares.

Este trasporte de lípidos permite que los tejidos periféricos (no hepáticos) puedan nutrirse. Se produce en estos tejidos un proceso de reconocimiento gracias a los receptores de membrana, propio para cada tejido.

Como fue dicho antes, en cada lipoproteína, podemos distinguir una parte externa y una parte interna. En el exterior está la parte polar, que permite una mayor solubilidad en el plasma de las lipoproteínas, con las proteínas que actuarán como llaves de los distintos receptores de los tejidos diana, mientras que en el interior se realiza el verdadero transporte de los lípidos, que por supuesto, son apolares **(tabla 6)**.

Lipoproteína	Apoproteína	Función
LDL	B-100	Transporta colesterol a tejidos
IDL	B-100, E	Transporta TGC al hígado
VLDL	B-100, C-II, E	Transporta TGC a tejidos
LP (a)	B-100, (a)	Transporta colesterol
QM	B-48	Transporta TGC a tejidos
HDL2	A-I, LCAT, LPT	Transfiere colesterol
HDL3	A-I, LCAT, LPT	Esterifica colesterol
HDL-C	A-I	Transporta colesterol al hígado

Tabla 6: Características y funciones de las lipoproteínas plasmáticas.

Como sabemos, las lipoproteínas se clasifican en base a su densidad y esta viene dada por la abundancia o no de proteínas en su estructura (a mayor % de proteínas, mayor densidad). De esta manera, una HDL tendrá más proteínas que una LDL. Esta densidad varía entre 1,005 y 1,212g/ml. No solo su composición determina su densidad, sino también su volumen y forma. En general, a mayor contenido en lípidos, mayor es su aspecto esférico, mientras que aquellas, como las HDL, con menor contenido lipídico tienen una forma más aplanada y discoide. Al inicio se indicó como las lipoproteínas eran una asociación de moléculas de diferente naturaleza químico, es por ello que su intercambio o desprendimiento es posible.

En relación a la parte proteica podemos distinguir entre las que interactúan con los receptores de membrana de los diferentes tejidos diana y enzimas o APOs y aquellas que ejercen alguna función como las LCAT (lecitina colesterol aciltransferasa) o intercambiadoras de lípidos.

La apoA se asocia a las HDL, aunque esta lipoproteína contiene otras proteínas como la LCAT y LPT. Las HDL se encargan del transporte reverso del colesterol, es decir desde los tejidos periféricos al hígado.

La apoB se relaciona con todas aquellas lipoproteínas ricas en lípidos, como las LDL, VLDL, IDL y QM, entre otras. Estas lipoproteínas se encargan de movilizar los lípidos hacia los tejidos consumidores (figura 4).

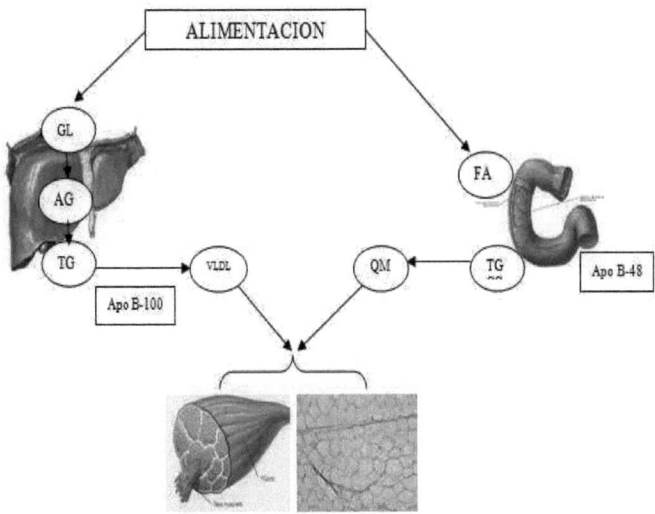

Figura 4: Transporte de la grasa dietética, desde su ingesta a los tejidos periféricos.
GL: Glucosa, AG: Ácidos grasos, TG: Triglicéridos, VLDL: Lipoproteínas de muy baja densidad,
QM: Quilomicrones

5.2- Lipoproteínas plasmáticas

5.2.1- Lipoproteínas de alta densidad (HDL-C)

Su origen no es único, ya que se forman por agrupación de apos, enzimas y lípidos de diversas procedencias. Las apos y enzimas son hepáticas (en su mayoría) o intestinales. Debido a que su función es el transporte del colesterol desde los tejidos hacia el hígado, su contenido nativo en lípidos es escaso.

Gracias a la LCAT el colesterol es esterificado y se internaliza en la HDL. A medida que el HDL va recogiendo colesterol plasmático va pasando de la forma discoide a esférica, transformándose en HDL2. Las HDL tienen varias maneras de internalizar el colesterol, sin embargo una de las más efectivas es gracias a la apo-I, gracias a la cual se interactúa con la membrana celular y el colesterol es endocitado por la HDL. No obstante, las HDL pueden proporcionar colesterol a los tejidos estereidogénicos como el testículo o la glándula suprarrenal. La manera que tiene la HDL2 de ceder el colesterol es gracias al receptor scavenger B1 (SRB1), entre otros, que está presente en tejidos que sintetizan hormonas esteroideas, mientras que el hígado, destino final del transporte reverso del colesterol, puede interactuar con receptores apoE o apoB/E.

Para llevar a cabo el intercambio lipídico intervienen varias proteínas como la LPT1, que intercambia colesterol por triglicéridos. La LPT2 intercambia fosfolípidos y vitamina E. LA apo-IV intercambia colesterol y vitaminas liposolubles. De gran importancia es el intercambio de lípidos oxidados, que están en las LDL y que se recogen por las HDL. Tras esto son destruidas por enzimas como la acetilhidrolasa o la paraoxonasa. Este proceso es de gran importancia para evitar la aterogénesis, su alteración puede ocasionar esta patología a medio plazo.

5.2.2- Lipoproteínas de muy baja densidad (VLDL-C) y quilomicrones (QM)

Estas lipoproteínas tienen un origen hepático o intestinal. Los QM (con apo B-48 intestinal) transportan los lípidos de la ingesta por vía linfática, mientras que las VLDL (con apo B-100) transportan grasas de síntesis hepática por vía sanguínea a los tejidos.

El músculo utiliza los ácidos grasos en reposo para obtener energía, mientras que en el tejido adiposo blanco se acumulan como TGC y son liberados en casos de hipoglucemia o señal de catecolaminas. En el caso del hígado, toda lipoproteína que retorne a este órgano, será usada para la síntesis de nuevas moléculas lipoproteicas.

Para que la LPL pueda interactuar con las lipoproteínas es necesaria la intervención de la apo C- II, así pues, esta proteína permite tanto unión entre enzima y lipoproteína como aumentar el tiempo de unión de la LDL al endotelio.

Los remanentes son el resultado de la acción hidrolítica de las LPL sobre las VLDL y QM. Específicamente, a los remanentes de VLDL se les llama IDL. Tanto los remanentes de IDL como de QM, debido a la presencia de apo E en su membrana pueden interactuar con los receptores hepáticos. Si bien la apo E se libera formando parte de moléculas como las VLDL y las HDL, las apo E pueden pasar a los QM por rozamiento durante la circulación. Ya en el hígado, las apo E de las distintas lipoproteínas pueden interactuar con receptores para apo E o apo B-100, cuya afinidad por el apo E es mayor que para la apo B-100. Por tanto, el hígado, al poseer receptores apo E puede captar cualquier lipoproteína.

Existe una variación de la apo E que impide su reconocimiento por parte del receptor, aumentando el riesgo aterogénico. Este es uno de los polimorfismos de interés en estudio.

5.2.3- Lipoproteínas de baja densidad (LDL-C)

Las LDL son moléculas transportadoras de colesterol hacia los tejidos periféricos con receptor apo E/B, donde el colesterol no esterificado se inserta en las membranas, a las que aporta rigidez. Los macrófagos captan parte de las LDL recirculantes que no han sido captadas por los tejidos y pueden formar las células espumosas, con capacidad aterogénica y proinflamatoria. La captación de lipoproteínas está mediada por receptores B/E y scavenger en los macrófagos. Estos receptores leucocitarios no están regulados por la concentración intracelular de colesterol. Por ello, los macrófagos pueden captar todo el colesterol que quede a su alcance. La internalización degrada la lipoproteína, pero el colesterol no se degrada y es acumulado como ésteres, regulado por la enzima ACAT, estimulada por lipoproteínas oxidadas. Los macrófagos cargados de colesterol toman el nombre de células espumosas y su acción quimiotáctica atrae más macrófagos y fibroblastos. Esto conlleva que se liberen factores proinflamatorios y a largo plazo crea ateromas.

Las LDL tipo b se forman tras una recirculación sistémica prolongada de las LDL, al no ser captadas por los tejidos debido a que hay un exceso de colesterol LDL en relación a la demanda tisular. Estas LDL tipo b son responsables del síndrome metabólico, asociado a hipertensión, dislipemia y aterosclerosis, entre otros procesos patológicos.

La OMS ha elaborado una clasificación de las dislipemias primarias de gran utilidad clínica para la clasificación de los pacientes **(tabla 7)**

Fenotipo	Lipoproteínas afectadas	Lípidos afectados
Tipo I	QM	TGC (>1000 mg/dl)
Tipo IIa	LDL	Colesterol (>300 mg/dl)
Tipo IIb	LDL, VLDL	TGC, colesterol
Tipo III	IDL	TGC, colesterol
Tipo IV	VLDL	TGC (200-1000 mg/dl)
Tipo V	QM, VLDL	TGC (>300 mg/dl)
		Colesterol (>1000 mg/dl)

Tabla 7: Dislipemias primarias, clasificación de Friedrikson (OMS)
TGC: Triglicéridos, VLDL: Lipoproteínas de muy baja densidad, QM: Quilomicrones, IDL: Lipoproteínas de densidad intermedia, LDL: Lipoproteínas de baja densidad

5.3- Aterosclerosis, un proceso potencialmente mortal

Una gota horada una piedra. Proverbio

Dada la importancia de este proceso patológico para este trabajo, a continuación se detallará el modelo descrito de manera ilustrada y con mayor minuciosidad. El proceso patológico se compone de las siguientes etapas **(figura 5)**:

1. Lesión inicial y estría grasa
2. Formación del ateroma
3. Trombogénesis

Lesión inicial

En principio, una alteración endotelial del vaso, permite que se depositen partículas lipídicas del plasma. Esta alteración puede estar causada por múltiples factores como ciertas dislipemias, hipertensión o hiperglucemia, por citar los más importantes. Dado que continuamente se ejerce una fricción de la sangre circulante sobre la capa íntima del vaso, alteraciones como las citadas anteriormente, aún dadas de manera puntual, crea un daño que no es más que el inicio de la formación de la placa de ateroma. Tras la deposición de estos lípidos, que suelen ser LDL, estos se modifican por oxidación o glucosilación, lo impide su reconocimiento a nivel de receptores. Así se inicia un proceso inflamatorio local que atrae a los macrófagos del tejido afectado, mientras que desde la sangre acuden monocitos y linfocitos T citotóxicos. Los monocitos fagocitan las LDL modificadas, formando las células espumosas, que fagocitan hasta su apoptosis todo el colesterol a su alcance. La muerte de las células espumosas libera citoquinas como la IL1 y TNF-α, lo que agrava la lesión y convierte el proceso inflamatorio local en sistémico.

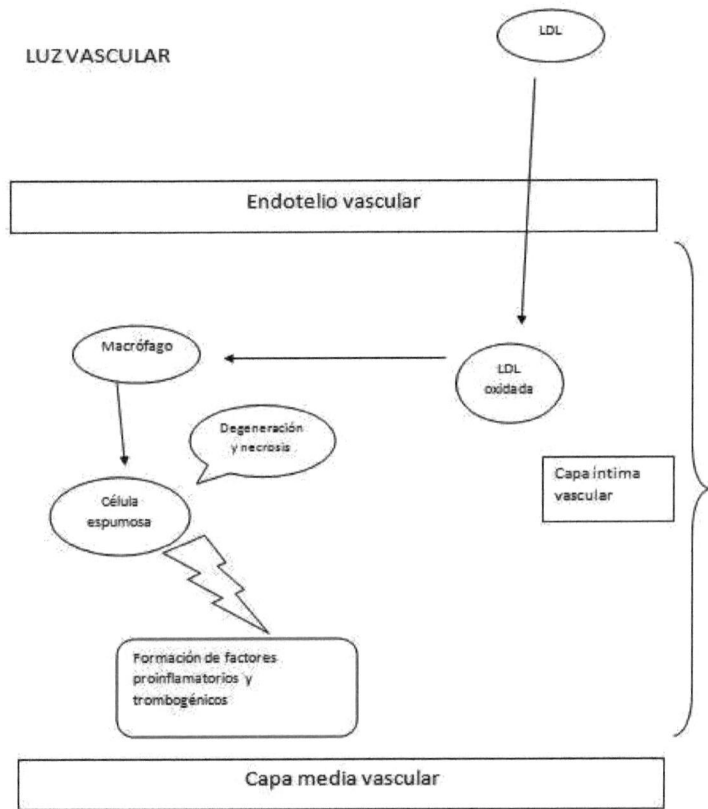

LUZ VASCULAR

LDL

Endotelio vascular

Macrófago

LDL oxidada

Degeneración y necrosis

Capa íntima vascular

Célula espumosa

Formación de factores proinflamatorios y trombogénicos

Capa media vascular

Figura 5: Esquema proceso de la aterosclerosis.

Formación del ateroma

El proceso inflamatorio desencadenado no solo atrae células leucocitarias a la zona, sino que también altera el metabolismo de los fibroblastos, al provocar su proliferación para englobar la lesión sobre el músculo liso vascular afectado. Si bien inicialmente esto da más consistencia a la lesión, evitando una ruptura temprana de la pared, permite que más moléculas de LDL se depositen, reduciendo la luz vascular.

Trombogénesis

La continua afluencia de células y las citoquinas que se liberan promueve un proceso que se retroalimenta. A medida que las diversas células implicadas en la reparación necrotizan (fibroblastos, macrófagos, linfocitos Tc, células endoteliales) se liberan componentes citotóxicos y calcificantes, que confieren rigidez a la lesión y otros

43

proteolíticos, que pueden romper la capsula aislante del ateroma. En la capa más externa de la zona afectada en el vaso, si se producen microroturas, se favorecerá la adhesión plaquetaria, la coagulación sanguínea y la respuesta fibrótica por factores liberados por las plaquetas, formando un trombo.

El proceso degenerativo que se inició con la estría grasa y siguió con una proinflamación, toma ahora uno de los dos caminos posibles: trombosis por oclusión local de la luz en la zona de la lesión o desprendimiento de la placa y émbolo en una zona más o menos distante del foco, sobre un vaso de menor calibre.

Si bien tras la formación de la estría grasa es casi imposible revertir el proceso y solo cabe, más pronto o más tarde llegar al proceso de la aterosclerosis, todavía es posible ralentizar al máximo esta evolución natural de la enfermedad. En primer lugar, siempre es recomendable mantener una ingesta adecuada de ácidos grasos poliinsaturados, pero lo es particularmente en esta situación por los efectos antiinflamatorios y antitrombóticos de estos ácidos grasos poliinsaturados. Así mismo, es mejor controlar la ingesta de fuentes naturales de vitamina K (verduras de hoja verde oscura como el brócoli, las espinacas o el aguacate), pues esta vitamina liposoluble es responsable de la síntesis de los factores de la coagulación II, VII, IX y X.

6- DIETA Y SALUD CARDIOVASCULAR

6.1- Introducción

Fue Leland Allbaugh quien en 1938 aportó evidencias derivadas de sus investigaciones basadas en la dieta de los habitantes de la isla mediterránea de Creta. No obstante, Ancel Keys avanzó en esta dirección y acuño el término de dieta Mediterránea. Con sus investigaciones de los Siete Países, en la década de los 50 del siglo pasado, diseñó un estudio de cohortes con unos 13.000 individuos adultos, de 40 a 59 años. Dividió los participantes totales en 16 grupos, formados por personas de Japón, Estados Unidos, Holanda, Italia, Grecia, Yugoslavia y Finlandia, donde se demostró por primera vez las diferencias de la frecuencia de la cardiopatía coronaria según cada país. Frente a la mortalidad por cardiopatía en Estados Unidos o los países del norte de Europa, en los países Mediterráneos la prevalencia era mucho menor, hasta 3 veces menos. El seguimiento de estos individuos y el análisis de los datos obtenidos permitió establecer que la dieta seguida por los países mediterráneos y en especial los niveles en la dieta de grasas totales y saturadas y colesterol eran los responsables, en gran medida de las diferencias conservadas

En los grupos de individuos pertenecientes a países de la cuenca mediterránea que fueron seguidos por el estudio de cohortes (Dalmacia, Cravalcore, Corfú, Montegiorgio y Creta) se determino que su dieta se basaba en verduras, hortalizas, frutas, cereales, aceite de oliva y vino, mientras que en los países no mediterráneos predominaba carnes rojas, lácteos y derivados no desgrasados y bebidas alcohólicas (destiladas y cerveza). De esta manera pudo asociarse estadísticamente un tipo de dieta a una serie de patologías cardiovasculares. La dieta de estos países no mediterráneos modifica el perfil lipoproteico de los individuos hacia una elevación del LDL y disminución del HDL, lo que a largo plazo conlleva la formación de ateromas y riesgo de isquemia miocárdica y accidentes cerebrovasculares.

6.2- Definiendo la Dieta mediterránea

La dieta mediterránea se refiere a los hábitos y patrones alimentarios que se observaron en los países mediterráneos. En realidad, actualmente, es un modelo teórico que perduró hasta los años sesenta del siglo pasado y que todavía existe, en diversas zonas de su antiguo dominio de una forma diversificada. Si bien no hay un modelo único de dieta mediterránea, toda dieta de estas características comparte, al menos, estas dos singularidades:

- 53-58% de las calorías totales son carbohidratos, sobre todo complejos y un máximo del 10-12% del aporte calórico de la dieta como proteínas
- Hasta un 30% del aporte calórico total como lípidos, con la siguiente distribución: 7-10% saturados, 15-20% monoinsaturados y 6-8% poliinsaturados

En todo lo demás y según la zona donde se estudie la adopción de la dieta mediterránea por su área de influencia podemos encontrar variaciones respecto a las cantidades de cereales, verduras, hortalizas, legumbres, frutas y otros elementos que configuran esta dieta, lo que demuestra la diversidad de modelos y variaciones de la dieta mediterránea. A pesar de esta multiplicidad, las dietas más fácilmente adaptables como modelos para poblaciones que se pueden beneficiar especialmente (países del norte de Europa y EEUU) son la dieta española, griega e italiana.

6.2.1- Dieta mediterránea, alimentos recomendados

Podemos establecer que la dieta mediterránea se basa en una serie de características principales y en otras características secundarias, que pasamos s a desarrollar:

Características principales:

1. Elevado consumo de cereales, legumbres, frutas y verduras
2. Aceite de oliva virgen como grasa culinaria principal
3. Consumo de pescado semanal
4. Procesos culinarios tipo al vapor, hervidos, asados y fritos en aceite de oliva predominantes

Características secundarias:

1. Poco peso especifico de carnes, con volatería como predominio
2. Lácteos, sobre todo fermentados, con consumo regular pero moderado
3. Consumo de condimentos y especias habitual
4. Un máximo de 4 huevos semanales
5. Escasos carbohidratos simples y casi nulo consumo de preparados industriales
6. Consumo de vino moderado y durante las comidas

Todas estas pautas alimentarias materializan un consumo caracterizado por:

1. Alta en compuestos antioxidantes, fibra y grasas monoinsaturadas
2. Baja en proteínas de origen animal, grasas saturadas y colesterol
3. Equilibrada en grasa insaturada (omega 3/omega 6)

Este patrón permite alcanzar los objetivos nutricionales adecuados para la población, manteniendo una dieta equilibrada y saludable

A continuación pasamos a comentar las más destacas características de los grupos de alimentos que conforman la dieta:

Hortalizas, verduras y frutas

El clima permite el cultivo de casi todos los alimentos de origen vegetal en el propio terreno o muy cerca de donde se consume el alimento cultivado, lo que ayuda a reducir el periodo entre la recogida o siembra y su consumo.

Estos grupos de alimentos aportan gran cantidad de vitaminas minerales y fibra, además de una elevada palatabilidad en la gran mayoría de los casos.

Igualmente, en la mayoría de los casos, su elevado contenido en agua permite una rápida sensación de saciedad con un bajo consumo energético

Este grupo de alimentos posee una numerosos antioxidantes (vitaminas A, C y E) y otros compuestos no nutritivos (fibra) que protegen frente al cáncer, como se ha demostrado epidemiológicamente.

Debe procurarse el consumo en fresco y lo más rápidamente tras recolección de estos productos, pues algunas de estas vitaminas y compuestos se pierden con el tiempo o procesos culinarios donde se aplique calor. Igualmente, el empleo en la preparación de agua hace que compuestos hidrosolubles como la vitamina C o el ácido fólico (B_9) pasen al agua.

Pescados

En los pescados azules (sardina, salmón, trucha, caballa o atún, entre otros) la grasa mayoritaria es la poliinsaturada omega 3. Estos ácidos grasos ejercen un efecto protector frente a la aterosclerosis y agregación plaquetaria. El inconveniente es que estos ácidos grasos, al ser poliinsaturados, se enrancian con facilidad y tampoco ofrecen ninguna ventaja exceder del 10% de total calórico. Debe recordarse que los ácidos grasos omega 3 tienen carácter esencial, al no poder ser sintetizados por el organismo, siendo necesarios para la formación de mielina de los axones neuronales y de mediadores como las prostaglandinas. No obstante, los omega 3 permiten reducir los niveles de LDL y triglicéridos, consumiendo hasta 30 gramos de omega 3 al día.

Cereales y legumbres

Arroz, cereales y derivados han formado una parte muy importante de la dieta desde el asentamiento de las primeras civilizaciones humanas y la aparición de la agricultura. Están formados, mayoritariamente por carbohidratos complejos

El consumo de las legumbres, cereales y sus derivados con sus capas externas (forma integral), permite además un aporte adicional de vitaminas del grupo B, minerales y fibra

Aceite de oliva

El olivo (*olea europaea*) ha sido el árbol por antonomasia, característico de los países mediterráneos. Su conocido fruto, la aceituna, posee hasta un 22% de aceite, del cual el ácido graso mayoritario es el oleico. Es el aceite principal en la cocina mediterránea, tanto por su cercanía para abastecerse de él como por sus características organolépticas. De todos los productos que pueden obtenerse del olivo es el aceite virgen extra (aceite de primera extracción, solo mediante técnicas de prensado de la aceituna) es el más apreciado.

Además del beneficioso acido graso monoinsaturado oleico, otros compuestos acompañan este aceite de primer prensado como las vitaminas A y E. Con el consumo diario de 30-40g de aceite de oliva virgen se pueden cubrir las necesidades de ácidos grasos esenciales

El consumo de este aceite virgen puede mejorar el perfil lipídico, reduciendo el LDL, incrementando el HDL y reducir el colesterol total.

Vino

El alcohol etílico, en general tiene un efecto positivo sobre la fracción lipídica HDL, reduce la agregabilidad plaquetaria y la tensión arterial a dosis de hasta 30g/día, el equivalente a un vaso de vino. Sin embargo, solo las bebidas alcohólicas fermentadas (vino y cerveza) poseen además otros compuestos beneficiosos para la salud, como son los antioxidantes, especialmente presentes en el vino tinto. Estos compuestos son las antocianinas, taninos y flavononoides, como compuestos polifenólicos más destacados

Frutos secos

Un consumo moderado y ocasional (30g/ 3 veces por semana) aporta un beneficio a la salud cardiovascular.

De su composición debemos destacar su riqueza en ácidos grasos monoinsaturados, donde predomina el ácido oleico, como en el aceite de oliva. Por tanto, los beneficios de su consumo son similares.

Particularmente, en la nuez encontramos una gran riqueza en omega 3 (acido α-linolénico), lo que reduce la agregabilidad plaquetaria. Sin embargo, la elevada densidad calórica de los frutos secos hace que deba insistirse en la moderación de su consumo y en la sustitución de las grasas saturadas de una persona con problemas de sobrepeso o con cardiopatías por frutos secos y no adicionar estos a la dieta habitual.

6.2.2- Resultados del seguimiento de una dieta mediterránea

Son muchos los estudios que señalan una disminución del riesgo de padecer cáncer y enfermedades cardiovasculares entre aquellas personas consumidoras de una dieta mediterránea

A destacar el estudio PREDIMED, donde se reclutaron 110 sujetos con riesgo cardiovascular y se dividieron en 3 grupos. Al primero se le dio a consumir un litro por semana de aceite de oliva, a otro 30 gramos de nueces al día y al tercero una dieta baja en grasas. A los 3 meses, los grupos que consumieron una dieta con nueces o aceite de oliva mejoraron sus parámetros en presión sistólica, glucemia o ratio colesterol total/ HDL. Sin embargo, solo el grupo que siguió una dieta mediterránea con aceite de oliva redujo sus niveles de proteína C-reactiva y otros marcadores de estrés oxidativo.

Otro estudio, el Medi-RIVAGE (Mediterranean Diet, Cardiovascuar Risks and Gene Polymorphisms) reclutó a 212 voluntarios en riesgo cardiovascular y fueron sometidos a dieta mediterránea y dieta baja en grasa. A los 3 meses se midió el colesterol total, sus fracciones lipídicas, las apoproteinas A1 y B, la insulinemia y glucemia. Todos estos parámetros se vieron reducidos, sobre todo en aquellos individuos que siguieron una dieta mediterránea, donde el riesgo cardiovascular se redujo un 15% frente a la reducción del 9% en los sujetos que siguieron una dieta baja en grasa.

El estudio The Lyon Heart Study que se realizó sobre 605 individuos de más de 70 años con un episodio de angina de pecho o infarto miocárdico. Se dividió a los participantes en 2 grupos, uno con una dieta mediterránea rica en omega 3 y otro grupo con una dieta baja en grasa. A los 46 meses de la intervención inicial se determinó que la mortalidad en el grupo de dieta mediterránea era un 70% inferior al otro grupo.

Un alimento típicamente mediterráneo como el gazpacho, de una rica composición en compuestos bioactivos variable según la zona geográfica de elaboración, también ha demostrado su efecto beneficioso sobre la hipertensión, al reducir los valores sistólicos y diastólicos de una amplia cohorte de pacientes con alto riesgo cardiovascular estudiados.

El último estudio destacable, GISSI–Prevenzione, con 11.323 individuos que habían padecido un infarto de miocardio, se indicó a los participantes que siguieran una dieta mediterránea, rica en aceite de oliva frutas, verduras y pescado. A los 6 años y 6 meses de seguimiento se concluyó que los individuos que habían seguido los consejos nutricionales de incorporar hábitos de la dieta mediterránea presentaban una menor mortalidad cardiovascular.

6.2.3- Beneficios demostrados de la dieta mediterránea

- Protege frente al riesgo cardiovascular (hipertensión, aterosclerosis, infarto de miocardio...)
- Mejora y previene alteraciones metabólicas como la hiperlipemia o la diabetes tipo 2
- Ayuda al control de peso
- Protege de algunos canceres digestivos (cavidad oral, estómago y colon)

En el año 2010, la dieta Mediterránea fue declarada patrimonio inmaterial de la humanidad

6.3- Efecto de la dieta sobre las lipoproteínas plasmáticas

En lo que a lípidos respecta su influencia viene dada por la ingesta del ácido graso ingerido y de la longitud de la cadena hidrocarbonada. En términos generales, las grasas saturadas incrementan las LDL mientras que las insaturadas bien disminuyen el LDL o bien incrementan el HDL. Por el contrario, las grasas trans, obtenidas por la hidrogenación de aceites vegetales, provocan un incremento de las LDL y un descenso de las HDL.

Mención especial merece el acido linolénico. Su acción supone la disminución de las VLDL y de los TGC. Aunque este ha sido el efecto observado desde hace décadas es muy reciente el descubrimiento de que el acido linolénico regula a la baja la expresión de genes relacionados con la síntesis lipídica, al interaccionar con el receptor activado por proliferadores de los peroxisomas (PPAR). A pesar de ello, no se han encontrado evidencias para recomendar a nivel individual aumentos o reducciones en la ingesta de este nutriente basados en el genotipo individual

Para secretar VLDL se necesita suficiente cantidad de TGC por parte de la apoB. También es sabido que en caso de elevarse los ácidos grasos en plasma la síntesis de ácidos grasos hepáticos queda inhibida.

A la hora de que el hígado libere VLDL, el estimulo más importante es la síntesis de ácidos grasos. Como ya fue dicho, la síntesis de apoB se regula por los mismos factores que se regula la lipogénesis. Estos TGC pueden destinarse a tejidos periféricos en forma de VLDL o bien ser oxidados para la obtención de energía. En caso de escasez de apoB los TGC se llevan al citoplasma y son oxidados.

Compuesto	Efecto
C8, C10	LDL
C12, C14	↑LDL, ↑ HDL
C16, C18	=
C18 (18:1 Ω-9)	↑HDL
C18 trans (18:1 Ω-9)	↑LDL, ↓HDL
C18 (18:3 Ω-3), C18 (18:2 Ω-6)	↓LDL
C20 (20:5 Ω-3)	↑LDL, ↑HDL, ↓TGC
Azúcares simples	↑TGC
Fibra soluble	↓LDL
Alcohol < 30g/día	↑HDL
Alcohol >30g/día	↑TGC
Fitoesterol	↓LDL
Colesterol	↑LDL

Tabla 8: Efecto sobre los lípidos plasmáticos de diversos componentes alimentarios.
TGC: Triglicéridos, VLDL: Lipoproteínas de muy baja densidad, QM: Quilomicrones, IDL: Lipoproteínas de densidad intermedia, LDL: Lipoproteínas de baja densidad,
Cx: Ácidos grasos saturados con la longitud de cadena indicada, entre paréntesis se muestran las insaturaciones presentes y tipo de ácido graso.

Por tanto, el efecto del ácido graso no solo depende de su estructura química sino también de la posición que ocupe dentro de los TGC, pues cada lipasa hidroliza un tipo de TGC en función de la posición de cada ácido graso. Otro aspecto a tener en cuenta en la ingesta lipídica es el colesterol aportado, cuyo reflejo se ve sobre todo en la elevación de LDL. Los esteroles vegetales o fitoesteroles como el sitosterol, estigmasterol o campesterol inhiben la absorción de colesterol, tanto exógeno como endógeno. Compuestos apolares de carácter vitamínico como los tocoferoles tienen una acción antioxidante, pero no modifican los niveles de colesterol. Entre los compuestos no lipídicos que pueden influir sobre el perfil de lipoproteínas plasmáticas están las proteínas o los azúcares simples, cuyos efectos se resumen en la **tabla 8**.

Además de elementos nutricionales, otras variables como el momento en el cual son ingeridos estos compuestos pueden tener influencia en las lipoproteínas. De esta manera distinguimos entre momentos de ayuno y aquellos postprandiales. Muchos de los aspectos descritos en la bibliografía son referidos a situaciones de ayuno, donde se muestran los efectos perdurables de los compuestos ingeridos, pero los efectos postprandiales son de gran importancia, pues también tienen poder aterogénico.

6.4- Índice aterogénico y trombogénico

A la hora de definir la influencia potencial de un acido graso sobre la salud a largo plazo de los consumidores, debemos fijarnos tanto en la cantidad de grasa total ingerida como en la composición de la misma. Es precisamente a partir de la determinación de la fracción grasa de los alimentos que podemos definir el índice aterogénico y el índice trombogénico.

Este índice aterogénico se define como:

$$IA = \frac{(aS1 + bS2 + cS3)}{(dP + eM + fM\acute{})}$$

S1=C12:0
S2=C14:0
S3=C16:0
P= Suma del total de omega 3 y 6
M=C18:1 cis
M´= Total resto monoinsaturados
b=4
a=c=d=e=f=1

$$IT = \frac{mS4}{(nM + oM\acute{} + p(n-6) + q(n-3) + (n-3/n-6)}$$

S4=Suma de C14:0, C16:0 y C18:0

(n-6) =Suma de ácidos grasos polinsaturados omega 6

(n-3) = Suma de ácidos grasos polinsaturados omega 3

m=1

q=3

n=o=p=0,5

El índice aterogénico estima el daño potencial que puede ocasionar esa grasa sobre los vasos sanguíneos, creando placas ateromatosas, sobre todo en aquellas personas con otros factores de riesgo asociados (obesidad, hipertensión o tabaquismo, entre otros). Por otro lado, el índice trombogénico indica el potencial que tiene un alimento para provocar trombos, especialmente en aquellos individuos susceptibles. En este caso, para el cálculo de este índice se tiene en cuenta las proporciones de omega 3 y omega 6 de los alimentos. Para esta situación clara y conocida es el mejor perfil lipídico que presentan los alimentos de origen marino frente a los de origen terrestre. Dado que las carnes de animales terrestres presentan mayor proporción de ácidos grasos omega 6 esto supone un mayor riesgo trombogénico que los pescados. La explicación a esto radica en que la carne de animales terrestres presenta una mayor cantidad de acido araquidónico (C20:4 Ω-6) y otros eicosanoides como el tromboxano TXA_2 . Frente a estos, los pescados tienen una mayor abundancia de omega 3, sobre todo de acido eicosapentaenoico (C20:5 Ω-3), con tromboxanos poco proagregantes como el A_3.

6.5- Patología cardiovascular y dietoterapia

A la hora de hacer un abordaje terapéutico de estos pacientes, la dieta (junto con otras medidas farmacológicas y de estilo de vida) jugará un papel fundamental para mantener una adecuada calidad de vida durante un tiempo lo más prolongado posible. Por ello, las medidas dietéticas nos llevarán a modificar la fracción grasa de la ingesta, y más concretamente sobre el colesterol, las grasas saturadas y trans. Se recomienda una dieta normocalórica, a menos que existan alteraciones ponderales, y mantener los lípidos en la ingesta habitual del 30-35%. Dentro de la fracción grasa, reduciremos las grasas saturadas a menos del 10% de la ingesta calórica total, las monoinsaturadas hasta el 15% y las poliinsaturadas a un máximo del 10%. Otras medidas dietéticas adicionales pueden incluir la ingesta de esteroles vegetales, que reducen la absorción del colesterol dietético y biliar y el uso de los MCT (con reducción de la fracción grasa total en la dieta), pero solo en pacientes afectados por un polimorfismo de la apoB

Por ello, vamos a incidir en particular sobre una alimentación que sirve, no solo como tratamiento para los pacientes que ya han sido afectados por la patología cardiovascular, sino para aquellos que quieren estar libres de esta a lo largo de su vida.

7- LIPOPROTEINAS, GENES Y NUTRIENTES

Aquí se produce una doble interacción, tanto desde los nutrientes hacia los genes como desde los genes al metabolismo de los elementos que integran nuestra alimentación. Ya han sido descritos polimorfismos genéticos que influyen en una mayor o menor respuesta a una tratamiento dietético para la reducción de colesterol plasmático, por ejemplo. También se han encontrado compuestos que modulan la expresión de ciertos genes (Nutrigenómica)

En el caso de la APOE, la variante E2/2 causa hiperlipemia ya que no puede interactuar sobre los receptores de apoe. Otro descubrimiento en este sentido ha sido averiguar que la variante E4 mejora más con una dieta baja en grasas saturadas, colesterol y tratamiento farmacológico con sitostanol. En vista de los resultados todo parece indicar que los individuos afectados por esta mutación absorben una mayor cantidad del colesterol que ingieren o que excretan vía biliar. También en el caso del polimorfismo apo A-IV se absorbe más colesterol de origen dietético.

En cuanto al efecto del colesterol sobre la expresión de los receptores B/E, se debe al factor de transcripción SREBP1. De manera similar ocurre con las PUFA que tras interactuar con este factor se reprime la síntesis de apoB, incrementando las apoA e induciendo a la vez la expresión de LPT y LCAT. Otro de los efectos de los PUFA es su acción sobre el factor de transcripción PPAR α, de manera que se induce la expresión de apoC-II y LPL. El efecto global es una reducción de las LDL y un aumento de las HDL. El colesterol y los ácidos grasos no son los únicos factores que pueden modificar la expresión de estos genes, otros nutrientes como la glucosa pueden actuar sobre el SREBP1. Por tanto, puede verse como la expresión de algunos genes se regula conjuntamente y, por otro lado, que existe un control de estos factores frente a los distintos genes que controlan.

7.1- Polimorfismos y necesidades nutricionales

Si bien compartimos el 99,9% de nuestra información genética con nuestros congéneres, el pequeño porcentaje que nos separa expresa grandes diferencias en el fenotipo de cada individuo. Las diferencias se muestran sobre todo en SNP, lo que modifica la expresión de genes en el ARNm, y actividad de proteínas y enzimas sintetizadas. Esto determina que cada individuo responda de manera diferente a factores externos como contaminantes o componentes alimentarios. Uno de los casos donde mejor se observa la relación entre dieta y genotipo es en la diabetes mellitus tipo II (DM2), de mayor prevalencia entre sujetos sedentarios y con sobrepeso. Tras el diagnóstico, algunos individuos iniciarán el cambio con una vida más activa, reduciendo su peso y mejorando su alimentación, mientras que otros harán lo mismo y sin embargo no podrán evitar el avance de su enfermedad y deberán tomar finalmente antidiabéticos orales. Otras patologías, por desgracia, se muestran refractarias a las mejoras introducidas cuando la enfermedad ya es declarada, como en el caso de algunos cánceres, aterosclerosis o asma.

Como ya fue descrito, en la patología cardiaca derivada de malos hábitos de vida en mayor o menor medida, también hay polimorfismos genéticos que condicionarán el desarrollo de la enfermedad y la velocidad de su progreso según los factores a los que se vea sometido el genotipo, tales como alcohol o sedentarismo. Esto llevará a una modificación de las lipoproteínas plasmáticas en primer lugar, que crearán aterosclerosis en los vasos después. A pesar de los múltiples genes implicados en el metabolismo lipídico se ha demostrado la positiva influencia que ejerce la dieta mediterránea sobre el perfil lipídico de estos pacientes, si bien estos beneficios son más pronunciados en función del polimorfismo que se posea. Así, el polimorfismo Pro12Ala, situado en el gen receptor γ activado por PPAR-γ, mejora la sensibilidad periférica a la insulina al consumir MUFA. También se ha observado una menor tendencia al desarrollo de DM2 en sujetos con el alelo Ala12. También en relación a la patología cardiaca por patrón alimentario se ha demostrado que el polimorfismo C677T, situado en el gen de la metilentetrahidrofolato (MTHFR) está influenciado por la dieta mediterránea, siendo los valores de LDL-ox menores cuanto mayor era la adherencia a la dieta, sobre todo en los que poseían el genotipo C/T y T/T, pero no en los C/C.

Los estudios actuales ya han demostrado que variaciones en los genes apoA1, apoA4, APOB y APOE condicionan una respuesta variable al metabolismo lipídico y a las intervenciones dietéticas que se realicen para modificar dislipemias. A su vez, estos genes se hallan sometidos a los PPAR.

Otras investigaciones se han centrado en SNP y su acción sobre el metabolismo lipídico posprandial. En este sentido, el gen SR-BI, perteneciente a los receptores scavenger, que une LDL alteradas y receptor de HDL-C. Poseer el alelo minoritario 2 en el exón 1 del gen SR-B1 se asocia a un aclaramiento más rápido de lipoproteínas enriquecidas en triglicéridos de pequeño tamaño.

Otros procesos que relacionan la dieta con el genotipo son la inflamación, la intolerancia a la lactasa y las deficiencias de algunos micronutrientes, donde, por ejemplo, el polimorfismo C667T situado en el gen de la MTHRF provoca, en los individuos con el genotipo TT una menor actividad de esta enzima, lo que a su vez provoca una elevación de homocisteina plasmática, con un mayor riesgo de enfermedad cardiovascular. Este problema es solventado con una suplementación adicional de vitaminas B_9 y B_{12}.

7.2- Componentes alimentarios y sus diversas influencias sobre los genes

La expresión o estructura de los genes es alterada por compuestos químicos presentes en los alimentos y esto puede ocurrir por actuar por diferentes vías:

- Como moléculas señalizadoras
- Como ligandos de receptores factores de transcripción
- Como moléculas señalizadoras tras ser metabolizados

Las modulaciones de la expresión génica mediada por nutrientes es una adaptación que permite a los organismos vivir en un ambiente donde los alimentos están disponibles de manera intermitente y no determinada. La glucosa es el ejemplo clásico, donde las levaduras inducen la expresión de ciertos genes en relación al metabolismo de la glucosa cuando esta predomina en el medio, mientras se inhiben otros genes responsables del metabolismo de proteínas o lípidos. Para los mamíferos esta respuesta es más elaborada, pero expresa igualmente adaptaciones hormonales si el nutriente es glucosa.

Desde hace tiempo se había pensado que la insulina era el único regulador de la expresión génica mediado por la glucemia, pero en los últimos años se ha demostrado que la glucosa controla también la expresión de otros genes. En el páncreas, las células beta son estimuladas para la producción de insulina, pero el glucagón es simultáneamente inhibido. En el tejido hepático hay genes que requieren altas concentraciones de glucosa e insulina para ser expresados, como la ACC (Acil-CoA carboxilasa), FAS (acido graso sintasa) o L-PK (L-piruvato quinasa). Genes como la PEPCK (fosfoenolpiruvato carboxiquinasa) disminuyen su expresión por insulina, mientras que si hay glucosa presente se eleva.

También el colesterol y los ácidos grasos regulan la expresión de genes relacionados con el metabolismo de estos nutrientes. Esta acción la realizan a partir de interacciones con factores de transcripción llamadas proteínas de unión a elementos de respuesta regulados por esteroles (SREBP) y receptores hepáticos X (LXR). Los ácidos grasos insaturados y los eicosanoides derivados regulan diferentes elementos nucleares de transcripción, como los PPAR, de importancia en procesos de diferenciación celular, procesos inflamatorios, regulación energética y proliferación.

Otros nutrientes como aminoácidos, vitaminas, minerales y otros compuestos también regulan la expresión génica, sin embargo, nos centraremos en los lípidos.

7.3- Lípidos y genética

La grasa no solo es un componente dietético necesario, sino también un vehículo de compuestos necesarios para la vida como las vitaminas liposolubles o ácidos grasos esenciales. Además de formar parte el colesterol de las membranas celulares y de la mielina que reviste los axones nerviosos, la grasa regula muchas funciones metabólicas, modificando la transcripción de uno o varios factores, de manera directa o indirecta. **(tabla 9)**

Factor de transcripción	Función	Genes implicados	Ligandos
HNF-4α	β-oxidación mitocondrial β-oxidación peroxisomal Entrada intramitocondrial de ácidos grasos Transporte intracelular de ácidos grasos Transporte de lipoproteínas	Acil-CoA deshidrogenasa Acil-CoA oxidasa CPT-1 FABP Apo A-I, apo A-II, apo C-III	C18(-) PUFA Ω-3(-) PUFA Ω-6(-) Ácidos grasos C14-C16(+)
LXR	Influye sobre las enzimas lipogénicas ACC, SCD-1, FAS, G6PDH y	Transportadores ABC SREBP-1 CETP CYP7A	PUFA Ω-3 (-) PUFA Ω-6 (-) Oxisteroles (+) Glucosa (+)

	enzima málica		
NF-κB	Regulación de la inflamación	COX-2, citoquinas proinflmatorias	PUFA (-) TNF-α (+) IL-1 (+)
PPAR-α	β-oxidación mitocondrial Transporte intracelular de ácidos grasos Transporte de lipoproteínas Entrada de ácidos grasos a mitocondria β-oxidación peroxisomal	Acil-CoA deshidrogenasa FABP Apo A-I, apo A-II, apo C-III CPT-1 Acil-CoA oxidasa	Eicosanoides PUFA Ω-3 PUFA Ω-6
PPAR-γ	Transporta ácidos grasos Lipogénesis Hidrólisis de lipoproteínas Regula saciedad Citoquina proinflamatoria Termogénesis	CD36, FATP, FABP Acil-CoA sintasa LPL Leptina TNF-α UCP	Eicosanoides PUFA Ω-3 PUFA Ω-6
PPAR-δ	Síntesis de eicosanoides Transporte intracelular de ácidos grasos	Ciclooxigenasa FABP	Eicosanoides PUFA Ω-3 PUFA Ω-6
SREBP-1c	Síntesis hepática de ácidos grasos y de NADPH	ATP-citrato liasa, SCD-1, FAS, elongasa de ácidos de	PUFA (-) Oxisteroles(+) Insulina (+) Glucagón (+)

		cadena larga, GPAT, ▲5 y▲6-desaturasas.	LXR activo **(+)**
SREBP-2	Síntesis de colesterol y NADPH Captación de LDL	FPP sintasa, HMG-CoA reductasa HMG-CoA sintasa	Oxisteroles, insulina, glucagón, LXR activo

Tabla 9: Acciones de los lípidos y otros compuestos sobre los factores de transcripción. RXR: Receptores de ácido retinoico, PPAR: Receptor activado por proliferadores de los peroxisomas, LPL: Lipoproteina lipasa, IL: Interleucina, NF-кB: Factor nuclear к de leucocitos, NADPH: Nicotinamida adeninucleotido-fosfato reducido, LXR: Receptor hepático X, LDL: Lipoproteína de baja densidad, IкB: Inhibidor de NF-кB, HNF: Factor nuclear de hepatocitos, FATP: Proteína transportadora de ácidos grasos, FAS: Ácido graso sintasa, FABP: Proteína de unión a ácidos grasos, EM: Enzima málica, COX-2: Ciclooxigenasa 2, CETP: Proteína de transferencia de ésteres de colesterol, PUFA: Ácidos grasos poliinsaturados, AGCC: Ácidos grasos de cadena corta, ACC: Acetil-CoA carboxilasa, ABC: Transportadores de colesterol tipo ˝cassette˝ de unión a ATP, HMG-CoA reductasa: 3-hidroxi-3-metilglutaril coenzima A Reductasa, UCP: Proteina desacoplante de fosforilación oxidativa, TNF-α: Factor de necrosis tumoral α. (+): Activador, (-): Represor.

La respuesta a los ácidos grasos, a nivel celular, depende tanto de la cantidad como de la estructura de la grasa ingerida, del metabolismo específico de rutas concretas como las oxidativas, cinética y reacciones competitivas, de la presencia y número de los receptores de membrana y nucleares y de factores específicos de transcripción **(tabla 10)**. Muchos procesos son regulados por lípidos, tales como la inflamación o la respuesta inmunitaria. Sobre todo, los ácidos grasos poliinsaturados (PUFA) tienen gran influencia sobre los procesos de salud y enfermedad que se dan en un individuo.

	Inductor	**Represor**
PPAR-α	apo A-I	Acil-CoA sintasa
	apo A-II	apo C-III
	apo C-II	
	LPL	

SREBP1	apo A-I	Receptor B/E
	apo A-II	HMG-CoA reductasa
	apo E	Apo B
	LCAT	
	LPT	

Tabla 10: Inductores y represores sobre PPAR-α y SREBP1
PPAR-α: Receptor activado por proliferadores de los peroxisomas
SREBP1: Proteina de unión al elemento de respuesta regulado por esteroles
LPL: Lipoproteina lipasa, LPT: Proteina transferente de lípidos, LCAT: Lecitina
colesterol acil transferasa, HMG-CoA reductasa: 3-Hidroxi-3-metil-glutaril-CoA
reductasa.

7.4- Modificaciones epigenéticas de origen alimentario y sus consecuencias

A pesar de su carácter reversible, si se producen cambios en la cromatina, se cambia la expresión génica, ya que los genes solo pueden ser expresados cuando la cromatina está en situación de eucromatina. Con ello, se afectan procesos como la transcripción, replicación y condensación, entre otros.

Una dieta deficiente en donadores de grupos metilo provoca una menor metilación del ADN y una mayor actividad de transcripción génica. Las evidencias de estudios en animales demuestran que limitar la ingesta de compuestos donadores de grupos metilo como las vitaminas B_{12} y B_9 en el periodo periconcepcional y gestacional temprano da lugar a animales adultos con alteraciones metabólicas que se traducen en insulinoresistencia, hipertensión y obesidad, aún con una alimentación y estilo de vida normal. La mayoría de evidencias al respecto se han documentado en animales pero sin duda los humanos también están sometidos a estas influencias y parece ser que el periodo más crítico es aquel que rodea la etapa periconcepcional, la gestación y los primeros años de vida.

A pesar de los estudios sobre la influencia de la dieta sobre el patrón epigenético de cada ser vivo y su expresión génica, la investigación epigenética tiene aún muchas preguntas que esperan respuesta antes de que los conocimientos puedan ser aplicados de manera sistemática y trazar para cada individuo una nutrición personalizada.

PARTE 2: ESTUDIO DE LOS POLIMORFISMOS GENETICOS

A la hora determinar la influencia de los genes en el desarrollo de la patología cardiovascular en humanos, concretamente un primer episodio de infarto de miocardio a partir de los 50 años, muchas son las posibles vías de investigación. A continuación se explicará un método de estudio de epidemiológico de tipo caso-control, con sus características principales, ventajas e inconvenientes.

8- ESTUDIO CASO-CONTROL

8.1- Introducción

Este estudio, de tipo analítico observacional y retrospectivo, del que se muestra un esquema en la figura 6, tratan de encontrar asociaciones entre un factor de exposición en el pasado (que puede seguir perdurando en la actualidad) y una patología concreta. Los individuos del estudio se separan en 2 grupos en base a si padecen o no la enfermedad, los primeros son los llamados casos y los segundos controles. A pesar de, como todo modelo de estudio, contar con inconvenientes, los estudios caso-control se han convertido en una herramienta fundamental en la investigación de muy distintas patologías y programas de salud pública.

8.2 Elaborando un estudio caso-control

De inicio, debemos delimitar la población sobre la cual vamos a realizar el estudio y de la que extraeremos los casos y los controles para que mantengan un carácter representativo. En general, los casos son reclutados primero para, más tarde, asociarlos a los controles en proporción de 1:1 hasta 1:4 para aumentar la potencia estadística del estudio. A la hora de asociar los controles con los casos debemos, al menos, observar criterios de edad y sexo, si bien cuanto más similares sean en cuanto a otras características como elementos socioeconómicos o profesión mejor y más aproximados y veraces a la realidad serán los resultados obtenidos del estudio.

En primer lugar, debemos tener bien definida la patología a estudiar en los casos. Debemos ser estrictos y acotar bien la dolencia para no introducir ningún factor de distorsión en la elección. Si bien este es, quizás, el factor más importante no es el único que debemos tener en cuenta a la hora de elegir los casos. También debemos tener en cuenta su calidad y la condición de los mismos. Es decir, debemos elegir los casos, según hayamos establecido en el protocolo del estudio y que estos casos sean lo más homogéneos posible dentro de su enfermedad (evitando agrupar casos de distinta levedad y gravedad o incidentes y prevalentes). Más tarde hablaremos de estos aspectos.

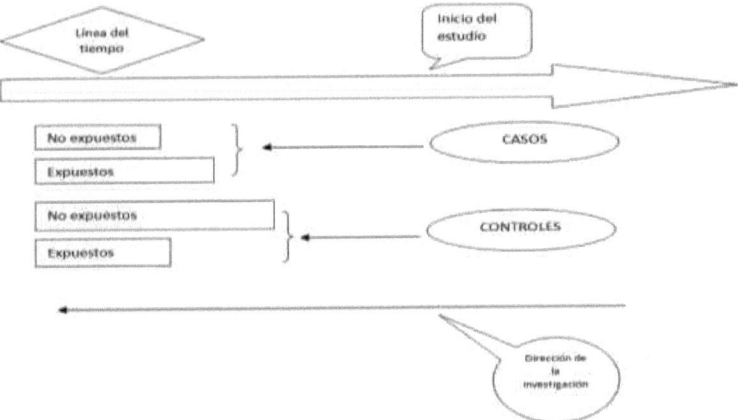

Figura 6. Esquema estudio caso-control.

A la hora de elegir la fuente de los participantes, las dos principales vías para tomar los casos son el hospital, centro de salud u otra institución sanitaria o bien cuantificar todos los casos incidentes y prevalentes en una zona territorial de asentamiento poblacional determinada en un periodo de tiempo concreto.

Resulta más sencillo elegir una base de pacientes de la red sanitaria (base secundaria), pues implica un menor coste y un mejor acceso a los mismos.

Tomar pacientes a partir de una población presenta numerosos problemas, pues requiere un registro de las patologías que afectan a esa población. Esto permite, sin embargo, un cálculo de la afectación de cada una de las patologías por franja de edad, con incidencias y prevalencias. De cualquier forma, los casos deben ser elegidos de manera representativa.

Sea cual sea la fuente de casos elegida, en general, estos pueden ser clasificados en incidentes o prevalentes. Suele ser más adecuada la elección de casos incidentes, es decir, recientemente diagnosticados. Esto supone que tanto los casos como los controles deberán ser elegidos con criterios temporales, dado que si el agente del que se sospecha solo estuvo presente durante un tiempo en el medio ambiente donde se dan los casos, despreciar este aspecto temporal de la exposición al factor de riesgo puede suponer la nulidad de los resultados del estudio. Los estudios genéticos, donde se buscan polimorfismos, presentan la ventaja de que esta información es constante en los individuos y no se ve alterada por el paso del tiempo.

Otra razón para elegir casos incidentes es que sufrir una patología suele promover cambios en los estilos de vida de los afectados, por lo que en los casos prevalentes es de esperar que si la patología se deriva de factores modificables por el individuo este modifique en mayor o menor medida prácticas nocivas para su salud. Esto podría llevar a la graciosa paradoja de que los casos tienen menor exposición al factor de riesgo que los controles.

En relación a la elección de los controles, es necesario que estos sean una alícuota representativa de la población de procedencia de los casos tomando como criterio también el factor tiempo. En este sentido, no es necesario seleccionar a los casos por exposición al factor de riesgo, pero el grupo de control debería representar la exposición real de la población. En caso contrario, si un control tiene mayor probabilidad de ser elegido como tal, los resultados obtenidos serán defectuosos y no válidos.

Si tomamos los casos desde una fuente primaria tendremos casi garantizada una adecuada representación de los casos que aparezcan en una determinada población. Así mismo, deberemos proceder a elegir los controles de esta misma población humana. Para la elección de los controles de base primaria, no obstante, suele presentarse el problema que estos se muestran menos cooperadores que los controles hospitalarios y también la información obtenida de estos será menor que si se hallan en el hospital. Los costes para obtener un control no hospitalario también son mayores.

Al tomar controles de una base secundaria, como un hospital u otro centro sanitario, no se puede decir que una serie de casos se correspondan a un área poblacional determinada. Así pues, cuando no se dispone de un listado identificativo de una población concreta puede permitirse que la toma de controles se realice desde la selección en el propio hospital, siempre que estos controles hospitalarios hayan sido remitidos a ese centro de salud u hospital por el mismo criterio que fueron remitidos allí los casos.

Si optamos o nos vemos obligados a tomar los controles a partir de pacientes hospitalarios debemos evitar que la exposición o no al factor que queremos estudiar influya en la elección de los mismos. Debe también tenerse en cuenta que el factor que estudiamos puede comportarse como factor de riesgo o bien como protector, con lo que la representatividad quedaría alterada. Para poder minimizar este problema se puede optar por elegir controles hospitalarios cuya patología nada tenga que ver con el factor que estemos estudiando.

Una vez tengamos los casos deberemos aparearlos con los controles adecuados, buscando mejorar la potencia estadística o la precisión del estudio. Si lo hacemos de manera adecuada, podemos reducir los factores de confusión u otros factores aleatorios. A la hora de aparear, se debe restringir a factores aceptados y conocidos de riesgo o protectores, no a otros cuya influencia se desconoce.

8.3 Cálculo estadístico

En los estudios de caso-control se usa la odds-ratio para determinar si un factor de estudio se comporta como factor de riesgo o factor protector.

Para el cálculo de la odds ratio se usa una tabla como la siguiente:

	Expuestos	No expuestos	Totales
Casos	A	B	m1
Controles	C	D	mo
Totales	n1	n0	N

Tabla 11: Cálculo de Odds Ratio para casos y controles

Para ello:

$$OR = ad \div bc$$

Si la OR > 1 el factor estudiado es un factor de riesgo y la exposición al mismo aumenta la probabilidad de padecer la enfermedad.

Si la OR < 1 el factor estudiado es un factor protector y la exposición al mismo disminuye la probabilidad de padecer la enfermedad.

Si la OR = 1 el factor a estudio no es ni de riesgo ni protector

El cálculo de la Odds ratio requiere de otro valor dentro de un intervalo de confianza del 95%. Con esto podemos evaluar la precisión de la estimación, a mayor amplitud del intervalo, menor precisión de la estimación. Varias son las maneras de realizar este cálculo, pero uno de los más utilizados es el llamado intervalo de confianza basado en la prueba de significación estadística.

$$IC\ 95\% = OR^{(1 \pm Z1 - \alpha/2/\chi)}$$

En estos casos, si el intervalo de confianza al 95% incluye el valor nulo, es decir, OR = 1, no puede rechazarse la hipótesis nula.

Entre las ventajas de los estudios caso-control, mostrados en la **tabla 12**, tenemos la rapidez de su realización y su menor consumo de recursos. No solo esto, sino que los estudios caso-control son más útiles para estudiar enfermedades raras o

63

de baja incidencia poblacional. Adicionalmente, los estudios caso-control permiten, dentro de una determinada patología, estudiar varios factores al mismo tiempo. Por último, los estudios caso-control son muy eficaces siempre que la patología estudiada no afecte a más del 50% de la población total. Los grupos requeridos para el estudio son casi siempre de menor tamaño que los cohortes

Sin embargo, los estudios caso-control presentan un gran inconveniente en el diseño de los grupos a estudiar. Es difícil elegir convenientemente los individuos que formaran los casos y los controles, especialmente estos últimos cuando los controles son de base hospitalaria. Por todo ello, la posibilidad de introducir sesgos es grande.

Finalmente, no sería adecuado realizar un estudio caso-control cuando no hay unanimidad sobre el diagnóstico patológico de la enfermedad que estamos estudiando. O bien si una exposición provoca una pluripatología. Por último, si una exposición aún relacionada con una patología, es poco común, los estudios caso-control tampoco son adecuados.

VENTAJAS	INCONVENIENTES
1. Económicos en coste, tiempo y muestra poblacional	1. De escasa utilidad frente a muy infrecuentes exposiciones
2. Como estudio piloto de investigación para relaciones causales	2. Gran riesgo de introducir sesgos diversos
3. Recoge una o más exposiciones en único estudio	3. Información sobre la exposición a posteriori
4. Muy válido en enfermedades raras	4. Grupo control adecuado difícil de obtener
5. Ideal para enfermedades cuya clínica tarda mucho tiempo en manifestarse	5. Dificultad para establecer criterios en los marcadores biológicos
	6. Investigación retrospectiva

Tabla 12. Ventajas e inconvenientes de los estudios caso-control.

9- INVESTIGACIÓN EN HUMANOS. COMITÉS DE ÉTICA

9.1 Principios de la Bioética

A la hora de realizar investigación en humanos, los principios a los que deben someterse los protocolos de los estudios deben respetar los principios éticos recogidos en casi todas las legislaciones de los países desarrollados.

Inicialmente fue el Código de Núremberg, en 1947. Al año siguiente se formuló la Declaración de Ginebra y en 1964 la Declaración de Helsinki, que ha venido siendo actualizada hasta la actualidad. Pero la primera aproximación sistemática se llevo a cabo en EE.UU. en 1974 por la National Comission for the Protection of Human Subjects of Biomedical and Behavioral Reserch, para asegurar que los seres humanos eran tratados en base a adecuados principios éticos. En 1979 se publicó el informe Belmont. En ese documento se citan 3 de los principios éticos que regirían la investigación en humanos. Estos eran Beneficencia, autonomía y justicia. Más tarde Beauchamp y Childress adicionaron el principio ético de no maleficencia, quedando así configurados los 4 principios éticos **(tabla 13)** para la investigación en humanos que debe respetar todo estudio clínico.

• Autonomía
• Beneficencia
• Justicia
• No maleficencia

Tabla 13. Principios de la Bioética.

El principio de no maleficencia determina que la intervención que se realice sobre el sujeto no puede causarle un perjuicio. Como se reconocerá, este principio deriva de una máxima hipocrática ``primum non nocere''. Esto es especialmente importante en aquellos estudios en los cuales no se ofrece beneficio terapéutico al individuo por su participación

El principio de justicia es referido a la equitativa distribución de los beneficios y riesgos, es decir, todo grupo poblacional que pueda beneficiarse de ser incluido en la investigación debe ser discriminado por razones de sexo, edad, raza o socioeconómicas. Por otro lado, este principio contempla que salvo cuando resulte imprescindible, es mejor no incluir en el estudio a ancianos, niños o individuos muy enfermos, pues resulta más fácil provocarles un daño derivado de la intervención. No es extraño, sin embargo, que compañías del sector de la salud humana (empresas farmacéuticas en particular) lleven a cabo estudios sobre estas poblaciones vulnerables en países en vías de desarrollo, pues conocen que sus protocolos experimentales serían rechazados en el primer mundo.

El principio de autonomía significa que cada uno de los individuos participantes puede declinar ciertas intervenciones a las que puede verse sometido, y que tiene derecho a ser informado. Si el sujeto está privado de la capacidad de expresar su voluntad, por carecer de estado de consciencia o tener limitada capacidad mental, se designará un representante, elegido por el propio sujeto con anterioridad a su estado actual o bien por un tribunal judicial, primando siempre y en cualquier caso el bienestar y os derechos del sujeto implicado. Igualmente, el individuo tiene protegida su privacidad, intimidad, confidencialidad y anonimato en todos aquellos resultados que se deriven de su participación en el estudio.

El principio de beneficencia hace referencia a la búsqueda de beneficio para el individuo que se presta al estudio. Por ello, el sujeto debe ser atendido con los mejores medios disponibles y no recibir un placebo cuando haya una terapia disponible para el afectado. Es decir, ningún grupo debe tener un tratamiento que a priori sabemos tendrá mejores resultados que el otro. Es estas circunstancias no se justifica la investigación.

No es extraño que estos principios entren en conflicto, por lo que se requiere un orden de importancia para establecer prioridades. En este sentido, los principios de no maleficencia y justicia se sobreponen a la beneficencia y autonomía. Sin embargo, ninguno es un valor supremo y cada caso debe juzgarse de manera particular, contando con las excepciones.

9.2 Ética e investigación en salud pública

Siguiendo los principios anteriormente apuntados de la Bioética, es necesario señalar que en la realización de protocolos para hacer investigación con humanos en salud pública debemos contar con un consentimiento informado por un lado y por el otro garantizar al individuo participante intimidad, privacidad, confidencialidad y anonimato caso de ser publicados los resultados del estudio.

9.3 Consentimiento informado (CI)

Más importante que conseguir la autorización del paciente es el modo en la que se obtiene esta, tanto es así que la manera de obtenerlo puede invalidar el propio consentimiento informado. Para contar con validez, el consentimiento informado debe ser voluntario, contar con suficiente información y estar adaptado a la comprensión del destinatario. Sumado a esto, se requiere por parte del participante que este tenga legalmente capacidad para dar el consentimiento.

La información del CI abarcará objetivos y metodología del estudio a realizar, intervenciones riesgos y beneficios para el participante. Es necesario también aclarar en el CI que la participación en el estudio es voluntaria y que se puede retirar en cualquier momento este consentimiento y el paciente del estudio, sin dar explicaciones y sin perder calidad asistencial. Igualmente debe figurar en el CI la no cesión de los datos aportados por el participante y la confidencialidad de los mismos. Es imprescindible que el investigador sea claramente identificado y que declare los posibles conflictos de intereses y muestre su disponibilidad para aclarar cualquier duda que pueda surgir en el estudio.

Esta información debe presentarse de manera comprensible para el destinatario y esta debe permitir su decisión de participar o no. Si hay incentivos económicos o de otra naturaleza estos deben ser proporcionados a las molestias y tiempo invertido por el participante, pero la principal motivación del sujeto debe ser su solidaridad y el progreso de la ciencia.

10- TÉCNICAS DE INVESTIGACIÓN

10.1- Introducción

Una vez obtenidos los casos y controles se procederá a la extracción de muestras biológicas (sangre venosa periférica) de la que se aislará tanto el ADN como el ARN para poder realizar el estudio genético de los individuos seleccionados. Esta información, junto a la obtenida de los participantes (encuestas de hábitos de vida, dieta y actividad física) mostrará la asociación que existe entre ciertos polimorfismos y hábitos de vida y la localización de los individuos en el grupo de casos o en el de controles. **(figura 7)**

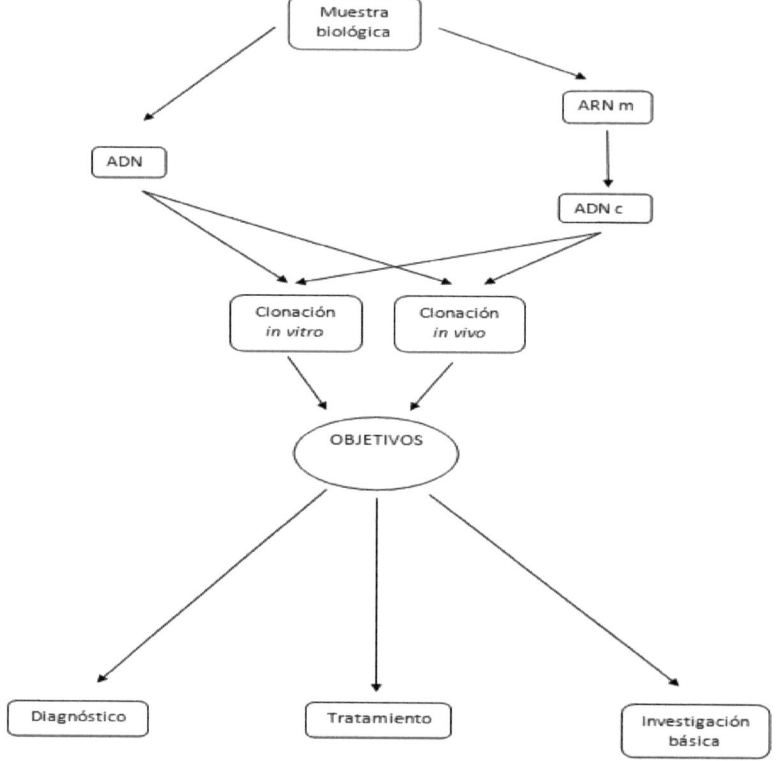

Figura 7. Esquema extracción información genética, amplificación y objetivos
- Investigación Básica: Conocimiento de la estructura nucleótida y aminoacídica
- Diagnóstico: Preimplantacional, prenatal, portador sano...
- Tratamiento: Terapia génica, síntesis compuestos terapéuticos...

Una vez aislado el ADN del individuo podemos optar por la replicación de los fragmentos de ADN que nos interesé tanto mediante clonación in vivo como por clonación in vitro,

10.2- Amplificación de ADN

Supone la amplificación selectiva de una fracción de ADN hasta cantidades lo suficientemente grandes para poder analizar su función y estructura. Esto nos permitirá detectar microdeleiciones, mutaciones e inserciones.

Esta clonación de ADN puede hacerse de dos maneras: o bien mediante células (*in vivo*) o mediante PCR (*in vitro*). En la actualidad, las técnicas *in vivo* no se usan en los estudios epidemiológicos debido a su elevado coste y demora en la obtención de resultados. Por ello, solo se detallará la técnica de la polimerasa.

Clonación *in vitro* o PCR

La PCR (reacción en cadena de la polimerasa) supuso un gran avance en los años 80 del pasado siglo XX. Esta técnica permitió la clonación de un fragmento de ADN en cantidades ilimitadas, siempre que se conociera la secuencia de ese fragmento. Esta es la técnica empleada actualmente en los estudios epidemiológicos.

Como se dijo anteriormente, es necesario conocer la secuencia de ADN a ampliar, pues de esta manera se hace posible diseñar los cebadores, de unas 20 pares de bases y que son complementarios a las secuencias que acompañan al ADN que queremos clonar. Inicialmente, debemos desnaturalizar el ADN hasta hebras monocatenarias calentando la disolución. En ese momento los cebadores se unen al ADN complementario de las cadenas molde de ADN desnaturalizado. Tras esto, la ADN polimerasa alarga el cebador de ADN gracias a dTTP, dCTP, dATP y dGTP (desoxinucleótidos trifosfatos) y se forma el ADN complementario. Posteriormente el ADN se vuelve a desnaturalizar por calor y se une de nuevo al mismo cebador. Tras unos 35 ciclos habremos conseguido más de un millón de copias de ese fragmento de ADN inicial, lo que nos permitirá visualizarlo en fluorescencia ultravioleta tras adición de bromuro de etidio.

Gracias a la PCR es posible visualizar fragmentos de ADN de cualquier célula nucleada. Igualmente, tampoco resulta un problema la cantidad de ADN inicial, pues mediante la PCR se puede ampliar a tantas copias como sea necesario para su visualización. La PCR ofrece una enorme rapidez de resultados que en el caso de la PCR en tiempo real se reducen a menos de una hora, donde además puede visualizarse gracias a fluorocromos.

10.3 Análisis de ADN

Para ello suele usarse hibridación del ácido nucleico o sondas

10.3.1 Hibridación del ácido nucleico

En esta técnica se mezcla el ADN desnaturalizados de dos fuentes distintas, esto permite que las bases complementarias se apareen. En caso de haber marcado el ADN es posible identificar secuencias específicas del ADN problema. Para hibridar el ácido nucleico usualmente se emplea la transferencia Northern y Southern

10.3.1.1 Transferencia Northern

Dada la fragilidad del ARNm a causa de las ribonucleasas celulares, se usa unos inhibidores de las mismas. Luego se transfiere a un gel con electroforesis y más tarde a un filtro. Es posible determinar el tamaño y el ARNm transcrito mediante hibridación con una sonda de ADN. Este método no es utilizado en los estudios epidemiológicos.

10.3.1.2 Transferencia Southern

Se inicia con la digestión del ADN con una enzima de restricción para luego realizar una electroforesis en gel de agarosa, mediante el cual podemos separar los fragmentos de ADN por su tamaño. Más tarde los fragmentos de ADN se desnaturalizan con una base fuerte. Uno de estos fragmentos ya desnaturalizado se transfiere a un filtro de nitrocelulosa que permite que el ADN de una hebra quede fijado. Para su visualización se puede adicionar una sonda de ^{32}P y posterior autorradiografía. Sin embargo, este método no es usado rutinariamente en los estudios epidemiológicos.

10.3.1.3 Microarrays

Mediante esta técnica es posible analizar hasta miles de objetivos simultáneamente gracias a la miniaturización de la matriz donde se realiza la hibridación. Se usan nucleótidos marcados de pequeño tamaño, lo que permite la visualización al microscopio de la hibridación del ADN de interés.

10.3.2 Sondas

Formadas por ADN simple de una hebra, las sondas de ácido nucleico pueden ser marcadas radiactivamente para identificar ARN o ADN. Los orígenes de las sondas de ADN incluyen genes específicos, secuencias de ADN de nucleótidos homólogos, ADNc o desde la proteína.

10.4 Aplicaciones para la detección de ADN mutado

En función de si la secuencia a detectar es conocida o no, el coste asumible, tiempo disponible o sensibilidad, entre otros factores, elegiremos una u otra técnica. De todas las posibles, discutiremos algunos detalles de las más usuales, aunque el número total es más extenso (**tabla 14**)

PCR a tiempo real	Curva de fusión en alta resolución
Microarrays de ADN	Ligamiento del oligonucleótido
Secuenciación de ADN	Cromatografía líquida desnaturalizante de alto rendimiento
PCR de la longitud de productos	Espectrometría de masas
PCR de la mutación refractaria a amplificación	Electroforesis capilar sensible a conformación

Tabla 14. Métodos para la detección del ADN mutado.

PCR a tiempo real

Con este método se puede realizar una PCR en un tiempo inferior a 30 minutos. Esta técnica se basa en la fluorescencia para la detección de mutaciones mediante la discriminación alélica de los resultados de la PCR

Microarrays de ADN

Se basa en la síntesis de nucleótidos de hasta 25 pares de bases únicas por igual para la secuencia de ADN para el gen conocido y posibles mutaciones de único nucleótido. Esto queda fijado a una matriz y el ADN sobre el cual buscamos alteraciones se amplifica mediante PCR, luego es marcado con fluorescencia y es hibridado con los nucleótidos de la matriz. La gran fiabilidad y rapidez de la prueba juegan a su favor de cara a cada vez su mayor implantación, sin embargo, debe conocerse la mutación buscada previamente.

Secuenciación del ADN

Sobre una plantilla de ADN de una sola hebra se pueden sintetizar las hebras complementarias mediante la ADN polimerasa y un primer o cebador de nucleótidos. Se adicionan los cuatro desoxinucleótidos y una fracción de los anteriores como didesoxiribonucleotidos marcados con fluorocromos distintos, lo que permite ver en electroforesis los diferentes tamaños de las secuencias de ADN.

Espectrometría de masas

En el análisis genético, este método se usa para la detección de deleiciones, adiciones y sobre todo, la tipificación de SNP

10.5- Análisis genético de polimorfismos de único nucleótido (SNP)

Dado que es el caso que nos ocupa en este estudio de casos y controles, nos detendremos con uno poco más de detalle de estos polimorfismos. Los SNP tienen dos alelos en la mayoría de los casos y pueden aparecer sobre intrones o en exones con una frecuencia del 1‰. En caso de que un SNP se halle incluida en la secuencia de reconocimiento de una enzima de restricción los fragmentos de ADN tendrán distinta longitud en cada individuo. La manera de evidenciar esto es mediante gel electroforético, en los llamados polimorfismos de longitud de los fragmentos de restricción.

10.6- Patologías monogénicas: Identificación de genes responsables.

En la actualidad, se han identificado más de 3000 enfermedades con un patrón genético alterado. Con los métodos automatizados que disponemos es posible analizar más de 1 millón de SNP simultáneamente y buscar genes responsables de enfermedades humanas, pero a la hora de identificar nuevos genes lo más común es iniciar las investigaciones en familias (o individuos) con una patología concreta cuya incidencia sea mayor que la población promedio.

Los polimorfismos responsables de la enfermedad **(tabla 15)** se pueden detectar mediante diversos métodos, como los modelos in vivo, análisis de ligamiento o la clonación funcional, entre otros. Para confirmarlos se puede recurrir a la secuenciación del ADN. Si se descubren polimorfismos que dan lugar al mismo fenotipo es una clara prueba de la asociación entre ese gen candidato y una patología en particular, pero la prueba de fuego consiste en observar si la restitución del gen normal restablece la normalidad en el animal transgénico estudiado.

PATOLOGIA	LOCUS
Apolipoproteína B (APOB)	2p24
Apolipoproteína E (APOE)	19q13.2
Homocistinuria (CBS)	21q22.3
Hipercolesterolemia familiar (FH)	19p13.1-13.2
Diabetes mellitus tipo II insulinodependiente (INS)	11p15.5
Fenilcetonuria (PKU)	12q24.1

Tabla 15. Localización de algunos genes humanos causantes de patología de etiología monogénica.

11. VARIABLES DE INTERES EN EL ESTUDIO EPIDEMIOLÓGICO

A continuación se comentarán las más importantes variables que deben considerarse para un estudio de casos y controles donde se busquen polimorfismos genéticos y estilos de vida que promuevan la aparición de un primer episodio de infarto de miocardio a partir de los 50 años.

11.1 Hemograma y bioquímica

Son de interés los siguientes parámetros: Glucemia, ácido úrico, ALT, AST, gamma-glutamil transpeptidasa, fosfatasa alcalina, bilirrubina, creatinina, BUN; colesterol total, HDL-, y LDL-colesterol; triglicéridos, proteínas totales, homocistinemia total y albúmina.

11.2 Polimorfismos de interés para el estudio de la patología

Ahora trataremos los polimorfismos genéticos, reflejados en la **tabla 16**, que se considerarán para el estudio:

APO E-II	APO A-IV
APO E-III	LPL
APO E-IV	CETP
APO A-I	TRIB1
APO A-II	MTHFR

Tabla 16: Polimorfismos de interés para un estudio caso-control de infarto de miocardio

APO E

Localizado en el cromosoma 19 (q13.2), su función comprende el metabolismo de lipoproteínas con abundante contenido en triglicéridos como las IDL y VLDL y ligando de las LDL. Al actuar como ligando de las LDL, que es sobre todo expresado en hígado, es fácil adivinar que su alteración provocará una elevación de los niveles plasmáticos de triglicéridos y colesterol sérico.

Entre los polimorfismos que podemos encontrarnos de este gen debemos destacar 2 por su relevancia clínica. Siendo el APO E3 la forma salvaje o natural, las isoformas E2 y E4 presentan potencialmente la complicación de aterosclerosis y otras enfermedades (a destacar el Alzheimer en el caso de APOE4 e hiperlipoproteinemia en APOE2)

De manera cualitativa, y en porcentajes variables según poblaciones es encontrar una frecuencia alélica (de mayor a menor) de E3 > E2 > E4. En el genotipo hallamos con mucha mayor frecuencia E3/E3, seguido de E2/E3 y E3/E4. Es excepcional encontrar los genotipos homocigotos E2/E2 y E4/E4, dado que comporta unos tempranos y elevados niveles de triglicéridos y colesterol total sanguíneo, con una clínica muy precoz en el individuo. Esto ocurre igualmente con el genotipo E2/E4, cuya prevalencia no suele exceder el 5%.

APO A

APO A-I

Como componente fundamental de las HDL, cualquier variación alélica que afecte a este gen dará lugar a niveles plasmáticos alterados de HDL, como ocurre en la enfermedad de Tangier. Su función principal es la activación de LCAT, enzima encargada de transformar el colesterol libre en una forma más hidrófoba que se incorpora al HDL, colaborando en el transporte reverso de colesterol, es decir, desde los tejidos periféricos hasta el hígado.

APOA-II

La segunda proteína más abundante de las HDL, si bien se presenta en varias isoformas en el plasma, su alteración, al igual que en la APOA-I, puede dar lugar a hipercolesterolemia.

Tanto la APOA-I como la APOA-II interaccionan con la PLTP (proteína de transferencia de fosfolípidos), encargada de adicionar fosfolípidos ricos en TGC a las HDL.

APOA-IV

De síntesis intestinal e hipotalámica, el gen de la APOA-IV se halla en el cromosoma 11q23 y estrechamente asociado a los genes APOA-I y APOC-III. El factor extrínseco más regulador de la expresión de este gen es la ingesta de lípidos. Se ha comprobado como la APO A-IV colabora en la digestión y absorción de grasa, incorporándose a los quilomicrones y entrando con posterioridad al sistema linfático. Por otro lado, a nivel hipotalámico colabora en la sensación de saciedad en una dieta de contenido lipídico normal, si bien se ha demostrado que una dieta alta en lípidos consumida de manera crónica no eleva los niveles de APOA-IV. Esto explicaría una obesidad inducida por dieta alta en lípidos y calorías, al desregularse el eje hipotalámico en relación a la APOA-IV

LPL

El gen codificante para la LPL se halla en el cromosoma 8p22 y su expresión se lleva a cabo sobre todo en tejido adiposo banco, músculo estriado esquelético y cardíaco. Diferentes situaciones habituales tales como la ingesta o el ejercicio físico modulan su expresión, dirigiendo los TGC hacía su almacenamiento o su combustión respectivamente, según los requerimientos.

La lipoproteinlipasa se encarga de la degradación de lipoproteínas que contienen en su composición un elevado porcentaje de TGC, en especial IDL y VLDL. Otra función de la LPL es promover la separación de los TGC desde las VLDL y quilomicrones a su paso por los capilares, degradándolos hasta IDL o remanentes (Tras realizar esta acción se libera de su anclaje endotelial y actúa como ligando de las IDL para su captación hepática, que se encargará de su eliminación.

Muchos han sido los polimorfismos descritos sobre la LPL, ya se han caracterizado más de 40. Podemos dividir los polimorfismo según se localicen en el extremo C o en el extremo N. Los polimorfismos localizados en el extremo C (desde el residuo 313 al 448) modifican el ligando, mientras que los comprendidos en el segmento N (desde el residuo 1 al 312) alteran el metabolismo de las VLDL e IDL, lo que eleva sus niveles plasmáticos, ocasionando adicionalmente una reducción de HDL. No obstante, parece que los TGC actúan como un factor de riesgo para la cardiopatía isquémica, independiente de las LDL y HDL, a pesar de que estos tres elementos pueden verse influidos simultáneamente por mecanismos externos como la alimentación o el ejercicio.

CETP

Este gen se halla localizado en el cromosoma 16q21. Su principal función consiste en la transferencia de colesterol y TGC desde las HDL y LDL a las IDL y VLDL, es decir, recupera el colesterol desde las HDL y LDL. La vía de actividad de esta enzima trabaja en sentido contrario a la vía inversa de colesterol que llevan a cabo las HDL. Por ello, una alta actividad de esta enzima por inducción (el ácido elaídico de las grasas trans) o polimorfismo (TaqI-B en el intrón 1 del gen de la CETP) tiene efectos proaterogénicos. Otros polimorfismos de esta enzima, en cambio, reducen su actividad e incrementan los niveles de HDL, relacionándose con un menor riesgo cardiocirculatorio.

TRIB1

Este es uno de los más novedosos genes descubiertos con influencia sobre patología coronaria. Diversos grupos de investigación tratan de estimar su aportación en el desarrollo de la enfermedad cardiovascular u otros alteraciones relacionadas, por lo que se sabe en la actualidad, en la población general, tanto TRIB1 -rs2954029 y rs1260326 GCKR se asocian con niveles de lípidos alterados, mientras que TRIB1 también se ha asociado con un mayor riesgo de cardiopatía isquémica e infarto de miocardio.

MTHFR

El gen que regula la producción de esta enzima se halla en el cromosoma 1p36.3. La función de la metilentetrahidrofolato reductasa (MTHFR) es la síntesis 5-

metil tetrahidrofolato desde 5,10 metilen tetrahidrofolato. Cualquier defecto que impida esta conversión, bien por una deficiencia dietética de folatos o por un polimorfismo genético que afecte a esta enzima (hasta la fecha han sido descritos más de 10), provocará un incremento de homocisteina en plasma. Una elevación de los niveles plasmáticos de homocisteina total en ayunas (los niveles normales son entre 5 y 15 μm/L) supone un mayor riesgo de cardiopatías. Si bien el tratamiento es variable según la etiología de la homocistinuria (dietética, farmacológica o genética), comúnmente se administran tratamientos dietéticos con rico contenido en dadores de grupos metilo como las vitaminas B_6, B_9 y B_{12}. En otros casos puede ser útil la restricción de Metionina, pues este aminoácido es uno de los precursores de la homocisteina.

11.3 CFCA, Dieta mediterránea, actividad física y estilo de vida

Se pueden utilizar cuestionarios validados para la cada región española, según su gastronomía y dieta habitual (como la adaptada para la Comunidad Valenciana de J. Vioque). Otros módulos adicionales son de interés para evaluar la actividad física (cuestionario validado de Minnesota) y la adhesión a la Dieta Mediterránea (cuestionario validado). También se debe recoger el consumo de suplementos nutricionales y terapia farmacológica actual o reciente.

12- CONCLUSIONES

La evidencia actual describe la bidireccionalidad de la influencia entre los genes seleccionados para el estudio y el entorno (especialmente la dieta) como moduladores del riesgo cardiovascular. No obstante, es muy probable que otros genes no considerados y mecanismos epigenéticos y metagenómicos también interaccionen con factores ambientales (particularmente la dieta y el estilo de vida) para potenciar el riesgo cardiovascular mediante la aparición de fenotipos intermedios de la enfermedad como la hipertensión, insulinorresistencia u obesidad. Frente a ello, la Nutrigenómica puede modular el perfil plasmático lipoproteico y otros factores de riesgo metabólico mediante pautas alimentarias, estando especialmente recomendada para este caso la dieta mediterránea, junto a unos hábitos saludables y cardioprotectores en el estilo de vida, tanto para la prevención primaria como secundaria de la enfermedad.

14- BIBLIOGRAFÍA

ARTICULOS CIENTIFICOS

Caren E. Smith, Ordovas J. M., Fatty acid interactions with genetic polymorphisms for cardiovascular disease, Curr Opin Clin Nutr Metab Care. 2010 March ; 13(2): 139–144

Corella D, Ordovás JM., Interactions between dietary n-3 fatty acids and genetic variants and risk of disease. Br J Nutr. 2012 Jun;107 Suppl 2:S271-83.

Daimiel L, Vargas T, Ramírez de Molina A., Nutritional genomics for the characterization of the effect of bioactive molecules in lipid metabolism and related pathways. Electrophoresis. 2012 Aug;33(15):2266-89.

Eberlé D, Hegarty B, Bossard P, Ferré P, Foufelle F, SREBP transcription factors: master regulators of lipid homeostasis, Biochimie 86 (2004) 839–848

Fenech M, El-Sohemy A, Cahill L, Ferguson LR, French TA, Tai ES, Milner J, Koh WP, Xie L, Zucker M, Buckley M, Cosgrove L, Lockett T, Fung KY, Head R., Nutrigenetics and nutrigenomics: viewpoints on the current status and applications in nutrition research and practice. J Nutrigenet Nutrigenomics. 2011;4(2):69-89.

Garcia-Rios A, Perez-Martinez P, Delgado-Lista J, Lopez-Miranda J, Perez-Jimenez F., Nutrigenetics of the lipoprotein metabolism. Mol Nutr Food Res. 2012 Jan;56(1):171-83.

Gauffin Cano P, Santacruz A, Moya A, Sanz Y. Bacteroides uniformis CECT 7771 Ameliorates Metabolic and Immunological Dysfunction in Mice with High-Fat- Diet Induced Obesity PLoS One. 2012;7(7):e41079. Epub 2012 Jul 26.

Gordon W Duff, Peter Libby, Ordovas J. M., and Philip R Reilly, The future of living well to 100, Am J Clin Nutr 2006;83(suppl):488S–90S

Guasch-Ferré M, Bulló M, Martínez-González MÁ, Corella D, Estruch R, Covas MI, Arós F, Wärnberg J, Fiol M, Lapetra J, Muñoz MÁ, Serra-Majem L, Pintó X, Babio N, Díaz-López A, Salas-Salvadó J. Waist-to-height ratio and cardiovascular risk factors in elderly individuals at high cardiovascular risk. PLoS One. 2012;7(8):e43275.

Heijmans BT, Tobi EW, Stein AD, Putter H, Blauw GJ, Susser ES, Slagboom PE, Lumey LH. Persistent epigenetic differences associated with prenatal exposure to famine in humans Proc Natl Acad Sci U S A. 2008 Nov 4;105(44):17046-9. Epub 2008 Oct 27.

Human Microbiome Project Consortium. Structure, function and diversity of the healthy human microbiome. Nature. 2012 Jun 13;486(7402):207-14. doi:10.1038/nature11234.

Jeemon P, Pettigrew K, Sainsbury C, Prabhakaran D, Padmanabhan S. Implications of discoveries from genome-wide association studies in current cardiovascular practice. World J Cardiol. 2011 Jul 26;3(7):230-47

Kinross JM, Darzi AW, Nicholson JK. Gut microbiome-host interactions in health and disease. Genome Med. 2011 Mar 4;3(3):14

Lecerf J M, Fatty acids and cardiovascular disease, Nutrition Reviews Vol. 67(5):273–283, 2009

Medina-Remón A, Vallverdú-Queralt A, Arranz S, Ros E, Martínez-González MA, Sacanella E, Covas MI, Corella D, Salas-Salvadó J, Gómez-Gracia E, Ruiz-Gutiérrez V, Lapetra J, García-Valdueza M, Arós F, Saez GT, Serra-Majem L, Pinto X, Vinyoles E, Estruch R, Lamuela-Raventos RM. Gazpacho consumption is associated with lower blood pressure and reduced hypertension in a high cardiovascular risk cohort. Cross-sectional study of the PREDIMED trial. Nutr Metab Cardiovasc Dis. 2012 Nov 10. pii: S0939-4753(12)00181-0.

Mitjavila MT, Fandos M, Salas-Salvadó J, Covas MI, Borrego S, Estruch R, Lamuela-Raventós R, Corella D, Martínez-Gonzalez MA, Sánchez JM, Bulló M, Fitó M, Tormos C, Cerdá C, Casillas R, Moreno JJ, Iradi A, Zaragoza C, Chaves J, Sáez GT. The Mediterranean diet improves the systemic lipid and DNA oxidative damage in metabolic syndrome individuals. A randomized, controlled, trial. Clin Nutr. 2012 Aug 31. pii: S0261-5614(12)00169-0.

Ordovas J. M., Corella D., Nutritional Genomics, Annu. Rev. Genomics Hum. Genet. 2004. 5:71–118
Ordovas J. M., Nutrigenetics, Plasma Lipids, and Cardiovascular Risk, J Am Diet Assoc. 2006;106:1074-1081
Ordovas J. M., Genetic influences on blood lipids and cardiovascular disease risk: tools for primary prevention, Am J Clin Nutr 2009;89(suppl):1509S–17S
Ottman N, Smidt H, de Vos WM, Belzer C The function of our microbiota: who is out there and what do they do?. Front Cell Infect Microbiol. 2012; 2: 104
Painter RC, Roseboom TJ, Bleker OP. Prenatal exposure to the Dutch famine and disease in later life:An overview Reprod Toxicol. 2005 Sep-Oct;20(3):345-52.
Pegorier JP, Le May C, and Girard J, Control of Gene Expression by Fatty Acids, J. Nutr. 134: 2444S–2449S, 2004
Ravelli AC, Coronary heart disease after prenatal exposure to the Dutch famine, 1944–45 Am J Clin Nutr. Volume: 70 Issue: 5 Pages: 811-816, 1999
Ravelli AC, van Der Meulen JH, Osmond C, Barker DJ, Obesity at the age of 50 years in men and women exposed to famine prenatally. Bleker OP Am J Clin Nutr. 1999 Nov;70(5):811-6.
Ruemmele FM, Garnier-Lengliné H.,Why are genetics important for nutrition? Lessons from epigenetic research. Ann Nutr Metab. 2012;60 Suppl 3:38-43.
Sanz Y, Santacruz A, Gauffin P Gut microbiota in obesity and metabolic disorders. Proc Nutr Soc. 2010 Aug;69(3):434-41.
Schmitz G, Kaminski WE and Orso E, ABC transporters in cellular lipid trafficking, Current Opinion in Lipidology, 2000 11:493-501
The IBC 50K CAD Consortium. Large-Scale Gene-Centric Analysis Identifies Novel Variants for Coronary Artery Disease PLoS Genet. 2011
Ulbricht TLV, Southgate, DAT. Coronary Heart disease- 7 dietary factors. Lancet Volume: 338 Issue: 8773 Pages: 985-992, 1991
Zeisel SH, Waterland RA, Ordovás JM, Muoio DM, Jia W, Fodor A., Highlights of the 2012 Research Workshop: Using Nutrigenomics and Metabolomics in Clinical Nutrition Research. JPEN J Parenter Enteral Nutr. 2012 Oct 5.

PAGINAS WEB

www.epigenome.org
http://fdmed.org
http://www.heart.org/HEARTORG/
http://www.ine.es
http://www.revespcardiol.org/es
http://www.who.int
http://es.wikipedia.org/wiki/Ateroesclerosis

LIBROS

Emery A. E. H., Elementos de Genética Médica. 13 ° ed. Barcelona: Ed. Elsevier, 2009
Fletcher H. R. & Fletcher W. S., Epidemiología Clínica. 4 ° ed. Barcelona. Ed: Lippincott Williams & Wilkins, 2007
Gil Hernández A. Tratado de Nutrición. 2a ed. Madrid. Médica Panamericana, 2010.
Lemus J. D., Aragues y Oroz V. y Lucioni M. C., Epidemiología y Salud Comunitaria. 1 ° ed. Argentina. Ed: Corpus, 2008
Piédrola Gil. Medicina Preventiva y Salud Pública. 11° ed, Barcelona Ed: Masson, 2008
Solari A. J., Genética Humana. 3 ° ed. Madrid. Ed: Panamericana Médica, 2007
Thompson & Thompson, Genética en Medicina. 7 ° ed. Barcelona: Ed. Elsevier, 2008

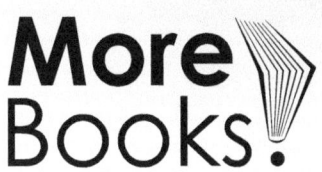
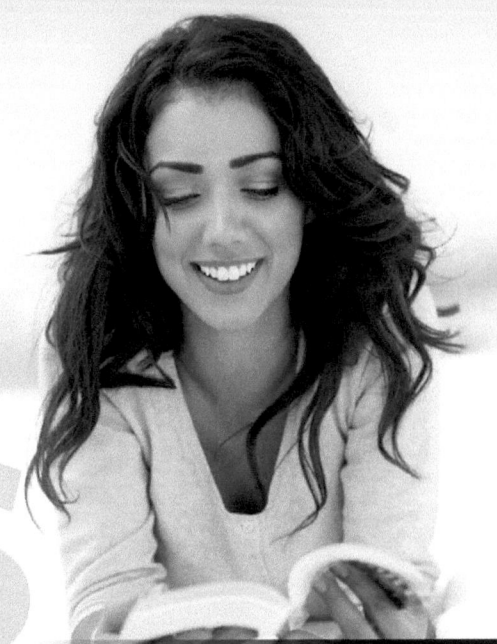

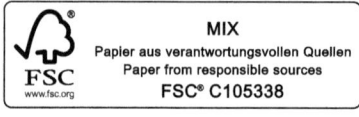